07/09

Elogios a

LAS FRANCESAS NO ENGORDAN

"El libro de Mireille Guiliano es esbelto, elegante, de buena prosa, sensible y no se avergüenza de adoptar ciertas estratagemas... igual que francesas que presenta al lector como modelo para admirar y emular".

—Adam Gopnik, autor de *Paris to the Moon*

"Reconocí aspectos de mi propio entorno francés y descubrí bastantes cosas más. Un libro importante y fascinante para todas aquellas personas que se han montado en la despiadada montaña rusa de las dietas, que sólo conduce al fracaso".

—Nicole Miller

"*Las francesas no engordan* no sólo es encantador e ingenioso, sino también útil. ¡Me dieron ganas de salir corriendo a comprar un kilo de puerros y una botella de champagne!"

—Sharon Boorstin, autora de *Cooking for Love* y *Let Us Eat Cake*

"No sólo es un libro delicioso, también es una historia verídica narrada por una de las grandes señoras de este mundo".

—Emeril Lagasse, chef

Mireille Guiliano

LAS FRANCESAS NO ENGORDAN

Mireille Guiliano, nacida y criada en Francia, vivió en Estados Unidos por primera vez como estudiante de intercambio y regresó para instalarse allí a comienzos de su carrera profesional. Es presidenta de Clicquot, Inc., cuya sede central se encuentra en Nueva York, y directora de Champagne Veuve Clicquot en Reims, Francia. Mireille está casada con un estadounidense y la mayor parte del año vive en Nueva York; también viaja con frecuencia a París y por todo Estados Unidos. Entre sus pasatiempos favoritos están desayunar, almorzar y cenar.

LAS FRANCESAS NO ENGORDAN

Las francesas
no engordan

MIREILLE GUILIANO

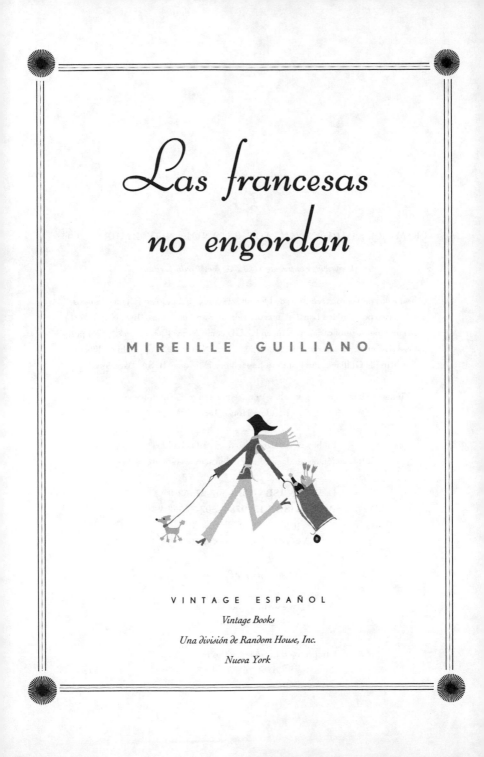

VINTAGE ESPAÑOL

Vintage Books

Una división de Random House, Inc.

Nueva York

¿Hay algo más importante que la comida? ¿Acaso el hombre (o la mujer) de mundo menos observador(a) no considera la preparación y el desarrollo ritual de una comida como algo litúrgico? ¿Acaso no se hace evidente toda la civilización en estos cuidadosos preparativos, que consagran el triunfo del espíritu sobre el apetito voraz?

—*Valéry*

CONTENIDO

LAS FRANCESAS NO ENGORDAN

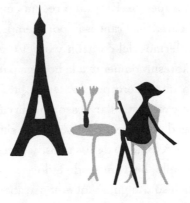

OBERTURA

Sea cual fuere el estado de las relaciones franco-estadounidenses —admitamos que a veces se vuelven un tanto crispadas— no deberíamos perder de vista los excepcionales logros de la civilización francesa. Afirmo humildemente que estos incluyen una gloriosa victoria, en buena parte aún no reconocida hasta hoy, y que sin embargo supone una verdad antropológica básica y de dominio común: las francesas no engordan.

No soy licenciada en medicina, ni en fisiología, ni en psicología, ni en nutrición ni en ninguna otra disciplina consagrada al estudio del ser humano y de su salud. No obstante, nací y me crié en Francia y no he dejado de observar atentamente a los franceses durante toda mi vida. Además, me gusta comer. Aunque hay excepciones, como en cualquier regla, en su abrumadora mayoría, las francesas hacen lo mismo que yo: comen lo que quieren y no engordan. *Pourquoi?*

A lo largo de la última década, los estadounidenses hemos ido comprendiendo el talento que tienen los franceses en comer y beber lo que les apetece. El tímido reconocimiento de la existencia de una "Paradoja Francesa" por ejemplo, ha hecho que innumerables enfermos del corazón y adictos a la vida sana se hayan dirigido apresuradamente a la bodega para comprar unas botellas de vino tinto. Pero por lo demás, la sabia manera de comer y de vivir, y en particular la asombrosa capacidad que tienen las francesas de conservar la línea sigue siendo un misterio aún por explorar. A lo largo de los años, y presentándome a mí misma como ejemplo, he aconsejado a docenas de mujeres estadounidenses, incluso a algunas que han trabajado para mí en Clicquot, Inc., de Nueva York. He dado múltiples charlas sobre el tema. Mis amigos y mis compañeros de trabajo no dejaban de repetirme:

—¿Qué esperas para escribir el libro? —Bien, *le jour et arrivé!*

¿Podría tratarse simplemente de una casualidad de la naturaleza? ¿Acaso la lenta rueda de la evolución ha tenido el tiempo suficiente para crear una escasa reserva genética de mujeres delgadas? *J'en doute*, lo dudo. Estoy segura de que las francesas tienen un sistema, sus *trucs*: una serie de trucos que funcionan a la perfección. Aunque los aprendí muy temprano, y tanto de niña como de adolescente me atuve a las enseñanzas de mi *maman*, en algún momento de mi adolescencia todo se fue a tomar viento. Estaba estudiando en Estados Unidos cuando ocurrió una catástrofe para la cual no estaba en absoluto preparada: una catástrofe de diez kilos de sobrepeso, que me arrojó a un precipicio del cual tuve que esforzarme para salir. Tuve la suerte de que alguien me echara una mano: un médico de cabecera al que aún llamo doctor Milagro, que me ayudó a redescubrir la herencia de mi sabiduría gastronómica francesa y a recuperar mi imagen (sí, ésta también es una historia estadounidense, una parábola de una caída y una redención).

He vivido y trabajado en Estados Unidos durante gran parte de mi vida. (Me gusta pensar que encarno los valores del carácter estadounidense y del francés.) Me trasladé a este país pocos años después de mi licenciatura universitaria y trabajé como traductora, primero para la ONU y después para el gobierno francés, promocionando la comida y el vino de mi país. Me casé con un estadounidense maravilloso y con el tiempo me incorporé a la vida empresarial. En 1984 di el salto que a partir de entonces me ha permitido vivir entre dos culturas. La venerable empresa Champagne Veuve Clicquot, fundada en 1772, se atrevió a abrir una sucursal en Estados Unidos para encargarse de la importación y comercialización del champagne Veuve Clicquot y de otros vinos de calidad. Al ser la primera empleada de sexo femenino, me convertí inmediatamente en la mujer de rango más alto del personal después de madame Clicquot, que murió en 1866. Hoy soy la presidenta y la directora general de Champagne Veuve Clicquot, que forma parte del grupo LVMH, dedicado a la producción de artículos de lujo.

Durante todo este tiempo, no he dejado de poner en práctica lo que la mayoría de las francesas hace inconscientemente. Y hoy los "peligros" a los que me enfrenté durante mis primeros años en Estados Unidos son mayores de lo habitual. No estoy exagerando: mi trabajo me obliga a comer en restaurantes alrededor de unas trescientas veces al año (un trabajo duro, lo sé, pero alguien tiene que hacerlo). Lo he hecho durante veinte años, y siempre con una copa de champagne a mi lado (los negocios son los negocios). Hablo de comidas de negocios, nada que ver con menús rápidos a base de ensaladas y agua mineral. Y, sin embargo, insisto: me mantengo en mi peso ideal y gozo de buena salud. El objetivo de este libro es explicar cómo lo consigo y, más importante, cómo también tú puedes conseguirlo. Si aprendes y pones en práctica la manera de pensar y de actuar de las francesas con relación a la comida y a la vida, tú también podrás hacer lo que quizá te parecía imposible. ¿Cuál es el secreto? Ante todo, algunas palabras acerca de lo que no es.

Muchas de nosotras trabajamos a jornada completa y trabajamos mucho más duro en el hogar y fuera de éste de lo que la mayoría de los hombres es capaz de imaginar. Y, además, tenemos que descubrir la manera de seguir estando sanas y bellas. Pero seamos realistas: más de la mitad de las mujeres es incapaz de conservar un peso estable y saludable, incluso imponiéndonos todas las privaciones imaginables. El sesenta y cinco por ciento de los estadounidenses pesa más de la cuenta y los libros más vendidos son los de dieta, que en su mayoría están redactados como si fueran manuales de bioquímica. Da igual cuántos se publiquen, siempre hay diez más en imprenta. ¿Acaso la tecnología dietética está progresando a la misma velocidad que el márketing? De todas maneras, la demanda persiste. ¿Por qué? ¿Por qué unos millones de ejemplares no acaban definitivamente con nuestras desgracias? Por decirlo de manera sencilla, por puro extremismo inadecuado.

La mayoría de los libros de dietética se basan en programas

radicales. En cambio, si exceptuamos un breve interludio jacobino en el siglo XVIII, los franceses nunca han caído en el extremismo. Sin embargo, en Estados Unidos se tiende a abrazar creencias diferentes, poco fundamentadas o basadas en medidas extremas. Tanto en las dietas como en otros aspectos de la vida, funcionan durante un tiempo pero no aportan ningún beneficio y tarde o temprano caen por su propio peso, y quien las sigue pierde la cuenta de las calorías consumidas. ¿Y por qué ocurre esto? *C'est normal!* Las cosas son demasiado complicadas. A veces una receta radical entra en contradicción con otra que se pone de moda. ¿Quién no recuerda la dieta de carbohidratos, o la del pomelo? Hoy todo son grasas y proteínas, y los carbohidratos son el demonio; primero nuestro peor enemigo fueron los lácteos, después se convirtieron en lo único que uno podía comer. Al igual que pasaba con el vino, la fibra y las carnes rojas. El principio no manifiesto parece ser que cuando un grupo de alimentos te aburre y sólo puedes tomar esos, acabas por perder interés por la comida y en consecuencia pierdes peso. En algunos casos, eso es lo que ocurre. Pero, ¿qué pasa cuando abandonas el programa radical? Lo sabes perfectamente. Por esta razón, *attention!* ¡Olvida el libro de dietas! No necesitas una ideología o una tecnología, necesitas lo que tienen las francesas: una relación equilibrada con la comida y con la vida, avalada por la tradición. Y para terminar, lo que asesta el golpe de gracia a estos programas extremos es su generalizada falta de atención al carácter individual de nuestro metabolismo. Escritos mayoritariamente por hombres, raras veces reconocen que la fisiología de las mujeres es profundamente diferente. Y el metabolismo femenino se modifica con el tiempo: una mujer de veinticinco años que ha de perder algunos kilos se enfrenta a un desafío diferente que una de cincuenta.

Aunque mis historias y mis lecciones pueden ser útiles para cualquiera, este libro se dirige sobre todo a las mujeres, ya que se basa fundamentalmente en mi experiencia como mujer. No está destinado únicamente a las estadounidenses, sino a las mujeres de todo el mundo que se enfrentan a las exigencias profesionales, al estrés personal, a la globalización y a todas las trampas de la sociedad del siglo XXI. Y no está dedicado a aquellas cuyo peso supone un peligro inmediato para la salud o que necesitan una dieta pautada por un médico. Me dirijo de manera específica a las mujeres que quieren perder alrededor de quince kilos, que forman una proporción importante de la población. No obstante, y al igual que los cómics de Tintín, la historia es apta para personas de todas las edades, de los siete a los setenta y siete años, y ofrezco consejos para adaptarla a los diversos períodos de nuestras vidas. Puesto que las francesas no se alimentan exclusivamente de pan, ni consumen una elevada cantidad de proteínas, presento un enfoque vital global, una estrategia y una filosofía que puedes adoptar como propias, además de menús y recetas sencillas que cualquiera es capaz de preparar y, *bien sûr*, claro, una guía acerca de cómo debemos movernos. Ah, y me gustaría pensar que a todos los hombres del mundo les resultaría útil aprender un par de cosas sobre el otro sexo.

Bien, ¿así que cuáles son los secretos de las francesas? ¿Cómo explicamos la existencia de todas esas mujeres de mediana edad con siluetas de veinticincoañeras que pasean por los bulevares de París? Los siguientes capítulos se inspiran en observaciones realizadas durante el tiempo que paso en París (unas doce semanas al año) comparadas con lo que observo el tiempo que paso en Nueva York u otros lugares de Estados Unidos y del mundo. Invito a las lectoras a reflexionar sobre las diferencias y en consecuencia, a modificar su enfoque respecto a una vida saludable.

Empecemos por decir que las francesas sencillamente no sufren ese terror provocado por los kilos que aqueja a muchas de sus hermanas estadounidenses. Toda esa basura sobre las dietas que oigo en los cócteles de Estados Unidos provocaría la vergüenza ajena de cualquier francesa. En Francia no se habla de "dietas", y aún menos con desconocidos. Puede que en algún momento compartamos algún truquillo con una amiga muy íntima... algún astuto refinamiento de un viejo principio francés. Pero en nuestra vida social solemos hablar de lo que nos produce placer: sentimientos, familia, aficiones, filosofía, política, cultura y, por supuesto, comida, especialmente comida (pero nunca dietas).

Las francesas disfrutan permaneciendo delgadas comiendo bien, mientras que las estadounidenses acostumbran a considerar el peso un conflicto y se obsesionan. Las francesas no se saltan ninguna comida ni la reemplazan por batidos sin calorías. A mediodía comen tres platos y cenan tres (y a veces cuatro) platos. Acompañados de vino, *bien sûr*, claro, ¿cómo lo hacen? Bien, esa es *LA* historia. Una pista: comen con la cabeza y no abandonan la mesa sintiéndose llenas o culpables.

La clave consiste en aprender que menos puede ser más, y descubrir cómo comer de todo con moderación. También lo es hacer ejercicio en proporción a las calorías que consumimos y beber mucha agua. Ya no trabajamos dieciocho horas al día en una mina o en una granja, y la época paleolítica de los cazadoresrecolectores pertenece a un pasado muy remoto. Sin embargo, la mayoría de los estadounidenses comen al menos entre diez y treinta veces más de lo necesario, no para sobrevivir sino para saciar un hambre psicológica. El truco consiste en administrar y gratificar el apetito, y determinar cuáles son los alimentos cuya ingesta hemos de reducir, además de cómo y cuándo. La maravillosa sensación de saciedad que experimentarás cuando te enfrentes a un nuevo menú —un placer que es mayor incluso cuando la ingesta total es menor— te servirá de inspiración para seguir por el camino de la salud. Sólo se trata de aprender la regla francesa fundamental respecto de la comida: engáñate a ti misma.

Muchos nutricionistas (educadores valiosos) fomentan un enfoque sensato, pero cobran una fortuna por decirte cómo ponerlo en práctica. El dinero gastado en perder peso no guarda ninguna relación con el resultado. La mayoría de las mujeres sencillamente no pueden permitirse el lujo de visitar un médico o un nutricionista, ir a un gimnasio, a un balneario o encargar la comida por teléfono. ¿Cuánto te costará poner en práctica los secretos de las francesas? Pues muy poco más que el precio de este libro. Mi enfoque "hazlo tú misma" está al alcance prácticamente de cualquier mujer. El único equipo necesario es una pequeña balanza para pesar algunos alimentos durante los primeros tres meses, que son los más importantes. También podrías comprar una yogurtera si quieres comer *le vrai yaourt*, el auténtico, un elemento clave en mi programa de estilo de vida; y si tienes más de cuarenta años, has de comprar un par de mancuernas para aumentar tu fuerza muscular. *C'est tout*. Con eso bastará.

Comenzaré por mi infancia en Francia y después compartiré mi experiencia como mujer joven con un problema de peso. Enfrentada a la primera llamada de atención física de mi vida, recurrí a los principios franceses tradicionales. Al compartir mi experiencia no sólo con relación a la comida sino a un "enfoque global" para vivir de manera saludable, intento guiar a cada lectora para que encuentre su propio equilibrio. (Es un concepto importante —y el auténtico quid de la cuestión— porque aunque nuestros cuerpos son máquinas, todos son diferentes y se "vuelven a poner a cero" repetidamente a lo largo del tiempo. A la larga, un programa que no evolucione contigo no te servirá.) Proporciono menús que podrás seguir con toda precisión, pero el objetivo consiste en descubrir lo que funciona para ti a medida que desarrollas una nueva capacidad. Más que recetas, lo que presento son pautas. Adáptalas según tus preferencias, prestando atención a tu cuerpo, tu programa, tu entorno y otras características singulares propias. De hecho, estoy haciendo hincapié en la sencillez, la flexibilidad y las recompensas que supone hacerlo tú misma. El ajuste no lo puede realizar un médico que apenas te conoce.

A medida que relato mi historia, diseño un camino para ti —que empieza por el sobrepeso que sufrí de adolescente, pasa por la ayuda que me prestaron y llega hasta el descubrimiento de un nuevo enfoque que ha funcionado durante décadas— y sigue funcionando. Es decir, conduzco a las lectoras a través de un programa completo de cambio de hábitos.

Primera fase, *estudio preliminar*: consiste en hacer una relación de tus comidas durante tres semanas. Una mirada precisa a lo que estás comiendo que, en sí misma e incluso en sólo dos días, puede significar el inicio de un cambio.

Segunda fase, *reestructuración*: supone una introducción a la sabiduría francesa de las porciones y la diversidad de los alimentos. Identificarás —y durante un tiempo dejarás de ingerir— algunos alimentos "delictivos" clave. Suele ser un proceso de tres meses de duración, aunque para algunas de ustedes será sólo de uno. No se trata de un campamento de reclutas dietético, solo de una oportunidad para que su cuerpo recupere su equilibrio. Aunque hay que ser disciplinada, la flexibilidad es muy importante, sobre todo en esta fase motivacional básica; descubrirás el valor de evitar la rutina, tanto en tus comidas como en tus actividades, y destacará la calidad por encima de la cantidad. No deberás comer pizza tres días seguidos, pero tampoco acudir al gimnasio durante tres horas los sábados. A través de tus cinco sentidos, te aclimatarás a una nueva *gastronomía* (una palabra que significa "las normas del estómago"). Tres meses es un período considerable, pero no excesivo para dedicarte a algo que no te hará falta volver a hacer nunca más. Está claro que lleva más tiempo poner los contadores de tu cuerpo a cero que perder tres kilos y medio de agua, que es lo que supone la primera parte de muchas dietas radicales. Pero como puedes imaginar, este es un sistema francés, y por lo tanto tiene montones de placeres que ofrecerte.

Tercera fase, *estabilización*: una fase en la que todo aquello que te gusta comer vuelve a incorporarse a tu dieta en su justa medida. Ya has alcanzado tu nuevo "equilibrio" y al menos deberías estar a mitad de camino de alcanzar tu objetivo: perder peso. Lo sorprendente es que en este punto podrás darte más lujos ocasionales y seguir adelgazando, o conservar el equilibrio si ya has adelgazado. Te ofrezco unos consejos para poner en práctica algunas ideas relacionadas con el consumo de productos de temporada y condimentos, unas herramientas poderosas y mucho menos complicadas de lo que algunos imaginan. Te ofrezco también recetas basadas en el talento francés de hacer variaciones sobre un tema, es decir en convertir un único plato en tres platos sencillos distintos con resultados deliciosos que te ahorrarán tiempo, dinero y calorías.

Cuarta fase, *el resto de tu vida*: has alcanzado el peso deseado, un equilibrio estable, y el resto son sólo sutilezas. Sabes lo suficiente sobre tu cuerpo y tus preferencias para hacer pequeños ajustes si se producen cambios inesperados, sobre todo al inicio de nuevas fases vitales. A estas alturas, tus hábitos alimentarios y vitales se han adaptado a tus gustos y a tu metabolismo, de modo que como un traje Chanel clásico, debería durarte para siempre aunque tuvieras que hacerle pequeños ajustes a lo largo de los años. Ahora te alimentarás de una manera completamente diferente, con una intuición que no tendrá nada que envidiar a la de cualquier francesa... un estudiado respeto por la frescura y el sabor que dan acceso a un universo de delicias sensoriales, presentación que sean descubiertas en su color y variedad. Lo que hagas lo harás por placer, no como castigo. Disfrutarás comiendo chocolate y bebiendo una copa de vino con la cena. *Pourquoi pas?* ¿Por qué no?

Además de la alimentación, que es el tema principal de este libro, describiré los aspectos de una vida sana que también resultan placenteros. Como en el tema de la comida, estos no suponen tomar medidas extremas (físicas, emocionales, intelectuales, espirituales o económicas); sólo hay que tener sentido del equilibrio. Incluyo elementos de lo que me gusta llamar el *"zen francés"*, trucos fáciles y sencillos de aprender y de poner en práctica en cualquier lugar (por ejemplo, las francesas no suelen acudir al gimnasio, pero si eso te gusta, allá tú: *à chacun son goût!*

sobre gustos no hay nada escrito). Hasta los franceses saben que la vida no consiste sólo en comer, así que descubrirás que también tienen otras diversiones, como amar y reír. De principio a fin, será importante admitir que hoy en día, el *aperçu* (comentario) de Montaigne es aquí más pertinente que nunca: "un cuerpo sano y una mente sana trabajan juntos". Para conservar ambos, no hay nada mejor que la *joie de vivre* (la alegría de vivir) (una expresión que no tiene un equivalente estadounidense, y eso no es debido a ninguna casualidad).

Ahora quiero contarte algunas historias, en realidad unas cuantas docenas. Además de comer y beber, me gusta narrar. Éstas harán que comprendas algunos conceptos básicos, pero espero que también disfrutes de ellas *comme ça* (por sí mismas). A diferencia de un libro de dietas, éste no te deja pasar a los gráficos y zambullirte directamente: tendrás que leerlo. Aprender a comer correctamente es como aprender un idioma: lo que mejor funciona es la immersión.

¡Que empiece el relato!

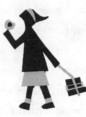

I

VIVE L'AMÉRIQUE:
EL PRINCIPIO... PESO MÁS DE LA CUENTA

Adoro mi tierra de adopción. Pero primero, como estudiante de intercambio en Massachusetts, aprendí a adorar las galletas con trocitos de chocolate y los bizcochos de chocolate y nueces, ¡y engordé diez kilos!

Mi pasión por Estados Unidos empezó con mi pasión por el idioma inglés; mi primer contacto fue en el *lycée* (instituto), cuando cumplí los once. Después de la clase de literatura francesa, el inglés era mi clase predilecta, y adoraba a mi profesor de inglés. Nunca había estado en el extranjero, pero hablaba inglés sin acento francés, aunque tampoco británico. Lo había aprendido durante la Segunda Guerra Mundial, cuando estaba en un campo de prisioneros de guerra junto con un maestro de instituto de Weston, Massachusetts (sospecho que disponían de muchas horas para practicar). Sin saber si saldrían con vida, decidieron que si lo hacían iniciarían un programa de intercambio para los alumnos del último año del instituto. Todos los años, un alumno de Estados Unidos viajaría a nuestra ciudad y uno de nosotros, a Weston. El intercambio ha continuado hasta hoy y la competencia por ese puesto es reñida.

Durante el último año en el *lycée* mis notas eran lo bastante buenas para presentarme, pero no tenía ganas. Como soñaba en convertirme en maestra o en profesora de inglés, estaba ansiosa por empezar mis estudios universitarios en la universidad de la zona. Y a los dieciocho años, claro, estaba convencida de estar locamente enamorada de un chico de mi ciudad. Era el chico más guapo, pero hay que reconocer que no era el más inteligente, y era el *coqueluche* (el adorado) de todas las chicas. No tenía la menor intención de separarme de él, así que ni se me ocurrió presentarme para ir a Weston. Pero durante los recreos en el patio, nadie hablaba de otra cosa. Entre mis amigas, la que tenía todas las de ganar era Monique: tenía muchísimas ganas de ir y además era la mejor de la clase, un hecho que el comité de selección —presidido por mi profesor de inglés y que entre sus distinguidas filas incluía a miembros de la Asociación de Padres y Maestros, otros profesores, el alcalde y el sacerdote católico de la localidad, y el pastor protestante— no dejó de tener en cuenta. Pero el lunes por la mañana, cuando se suponía que darían a conocer el resultado, lo único que anunciaron fue que no habían tomado ninguna decisión.

Ese jueves por la mañana (en esa época no había clase los jueves, pero sí los sábados por la mañana), mi profesor de inglés se presentó en casa. Había venido a ver a mi mamá, algo que me pareció extraño teniendo en cuenta mis buenas notas. En cuanto se marchó con una gran sonrisa de satisfacción pero sin dirigirme la palabra excepto para decirme "Hola", mi mamá me llamó. Algo era *très important*.

El comité de selección no había encontrado un candidato idóneo. Cuando pregunté por Monique, mi mamá intentó explicarme algo difícil de comprender a mi edad: mi amiga tenía todos los puntos a su favor, pero sus padres eran comunistas, y eso no era aceptable en Estados Unidos. El comité había debatido largo y tendido (era una ciudad pequeña, donde todos se conocían), ¡pero inevitablemente concluyeron que una hija de comunistas nunca podría representar a Francia!

Mi profesor había sugerido que viajara yo, y los demás miembros estuvieron de acuerdo. Pero como ni siquiera me había presentado, tuvo que venir a casa y convencer a mis padres para que me dejaran ir. Mi padre, excesivamente sobreprotector, jamás habría aprobado que me marchara durante más de un año, pero no estaba en casa. Quizá mi profesor contaba con ello, pero en todo caso, logró convencer a mi mamá, a quien le tocó la tarea de convencer no sólo a mi padre sino a mí. Claro que ella también tenía sus dudas, pero *Mamie* siempre fue sabia y con visión de futuro; y generalmente se salía con la suya. A mí me preocupaba lo que diría Monique, pero una vez que corrió la voz, ella fue la primera en afirmar que yo sería una excelente embajadora. Por lo visto, las familias comunistas encaraban estos asuntos de manera abierta y práctica, y a Monique ya le habían explicado que la ideología familiar la había convertido en alguien diferente desde el principio.

Así que fui a Estados Unidos. Fue un año maravilloso —uno de los mejores de mi adolescencia— y que sin duda cambió el curso de toda mi vida. Para una jovencita francesa, Weston —un acaudalado suburbio de Boston— parecía un sueño estadounidense: verde, cuidado, amplio, de casas grandes y suntuosas, y familias adineradas y cultas. Podías jugar al tenis, montar a caballo, nadar en la piscina, jugar al golf y cada familia tenía dos o tres automóviles; algo muy distinto de cualquier ciudad del este de Francia, tanto entonces como ahora. Muchas cosas nuevas e inimaginables antes ocupaban mi tiempo, pero al final resultaron demasiado opulentas. Pese a las nuevas experiencias y los amigos, algo siniestro empezaba a cobrar forma. Casi sin darme cuenta, "eso" se había convertido en siete kilos y medio... o probablemente más. Era agosto, el último mes antes de mi regreso a Francia. Estaba en Nantucket con una de mis familias de adopción cuando sufrí el primer golpe: me vi en el espejo en bañador. Mi mamá estadounidense, que quizás había pasado por lo mismo con otra de sus hijas, se dio cuenta enseguida de mi disgusto. Como era buena costurera, compró una pieza de lino muy bonito y me hizo un vestido suelto, que aparentemente resolvió el problema, pero que en realidad sólo lo postergó.

Durante las últimas semanas en Estados Unidos, la idea de tener que abandonar a mis nuevos amigos me causaba una gran tristeza, pero también estaba muy preocupada por lo que dirían mis amigos franceses y mi familia al ver mi nuevo aspecto. En mis cartas no mencioné el aumento de peso y me las arreglé para enviar fotos donde sólo se me veía de la cintura para arriba.

El momento de la verdad se estaba acercando.

2

LA FILLE PRODIGUE:
EL REGRESO DE LA HIJA PRÓDIGA

Mi padre y mi hermano fueron a recogerme a El Havre. Yo viajaba en el transatlántico Rotterdam. A finales de los sesenta, el viaje en transatlántico seguía siendo la manera predilecta de trasladarse de muchos franceses. Me acompañaba la nueva estudiante de intercambio de Weston, que pasaría un año en nuestra ciudad.

Como hacía un año que no me veía, supuse que mi padre —que nunca disimulaba sus emociones— correría pasarela arriba para abrazarme y besarme, pero cuando descubrí al minúsculo francés con su gorra habitual —sí, una gorra— pareció estupefacto. Cuando me acerqué con cierta vacilación se limitó a mirarme boquiabierto y después, tras unos segundos que parecieron interminables, allí, delante de mi hermano y mi compañera de viaje estadounidense, lo único que le dijo a su adorada hijita fue:

—*Tu ressembles à un sac de patates* (pareces un saco de papas). Algunas cosas no suenan mejor en francés. Sabía en qué estaba pensando: ¡no en un saco de esos que se compran en el mercado sino en uno de esos de arpillera de setenta y cinco kilos que entregan en las verdulerías y los restaurantes! Afortunadamente, la chica de Weston casi no hablaba francés, de lo contrario su primera impresión de la vida familiar francesa habría sido inquietante.

A los diecinueve años, nada podría haber sido más doloroso para mí, y hasta el día de hoy, ese dolor no ha sido superado. Pero mi padre no lo dijo con mala intención. Es cierto que el tacto nunca fue su fuerte, y la exagerada sensibilidad de las adolescentes respecto al peso y al aspecto aún no se había convertido en el proverbial bache que todos los padres saben que se ha de evitar. La demoledora bienvenida se debió sobre todo al hecho de que lo había tomado desprevenido. Pero no dejaba de ser más de lo que yo podía soportar. Estaba triste, furiosa, irritada y me sentía indefensa, todo al mismo tiempo. En ese momento, ni siquiera pude medir el impacto.

De camino a casa en el este de Francia, nos detuvimos unos días en París para mostrarle la Ciudad de la Luz a mi amiga de Weston, pero mi inexorable mal humor hizo que todos ansiaran llegar a casa. Estropeé a todos la visita a París. Estaba hecha un desastre.

Los meses siguientes fueron amargos e incómodos. No quería que nadie me viera, pero todos querían saludar a *l'Ameri-*

caine. Mi mamá comprendió de inmediato no sólo cómo y por qué había engordado, sino cómo me sentía. Caminaba con pies de plomo, evitando el tema inevitable, quizá porque pronto le proporcioné una preocupación mucho peor.

Tras ver un poco de mundo, había perdido las ganas de asistir a la universidad de la zona. Ahora quería estudiar idiomas en una *Grande École* de París (parecida a las universidades de élite de Estados Unidos) y encima, asistir a clases de literatura en la Sorbonne, lo que suponía un volumen de trabajo inhabitual y realmente demencial. Mis padres no sentían ningún entusiasmo con la idea: si lograba ingresar (algo bastante dudoso, dada la legendaria competencia) el trayecto de tres horas y media desde mi casa significaría un gran sacrificio emocional y económico. Así que tuve que luchar denodadamente, pero en parte debido a mi persistencia, al final me dejaron volver a París para asistir al célebre y agotador examen de ingreso. Aprobé, y a finales de septiembre me trasladé a París. Mis padres siempre quisieron lo mejor para mí.

Para el día de Todos los Santos (1° de noviembre), había engordado otros dos kilos y medio, y para Navidad, dos kilos y medio más. Como mido un metro sesenta de estatura, ahora pesaba más de la cuenta desde cualquier punto de vista y nada me entraba, ni siquiera el vestido holgado de mi mamá adoptiva estadounidense. Me hice hacer dos vestidos de franela con el mismo diseño pero más amplios, para cubrir mis redondeces. Le dije a la modista que se apresurara, sin dejar de aborrecerme a mí misma durante cada instante del día. La metida de pata de mi padre en El Havre parecía cada vez más justificada. Fue un período lamentable: me dormía llorando y pasaba corriendo delante de cualquier espejo. Quizá no parezca una experiencia muy extraña para una chica de diecinueve años, pero ninguna de mis amigas francesas la estaba sufriendo.

Entonces ocurrió una especie de milagro navideño. O tal vez debería decir que apareció el doctor Milagro, gracias a mi *mamie*. Durante las vacaciones le pidió al doctor Meyer, el médico de cabecera, que nos hiciera una visita. Lo hizo de manera sumamente discreta, evitando lastimarme aún más. El doctor Meyer me conocía desde niña y era el hombre más bondadoso del mundo. Me aseguró que recuperar la silueta sería realmente fácil y que sólo se trataba de aplicar algunos "viejos trucos franceses". Me prometió que para Semana Santa casi habría recuperado mi aspecto anterior, y que para junio, al término del año escolar, con toda seguridad podría ponerme mi viejo bañador, el que me había llevado a Estados Unidos. Sería nuestro secreto, como en un cuento de hadas.

—No tiene sentido aburrir a los demás con los detalles del plan —dijo. Y que los kilos desaparecerían mucho más rápidamente de lo que habían aparecido. ¡Eso era estupendo! Claro que quise confiar en el doctor Meyer y además en ese momento no parecía haber muchas otras opciones.

LA RECETA DEL DOCTOR MILAGRO

Durante las tres semanas siguientes debía apuntar todo lo que comía en un diario. Es una estrategia que quizás les suene familiar, ya que forma parte de algunos programas dietéticos estadounidenses, como el de "Weight Watchers". Debía apuntar no sólo qué y cuánto comía, sino también cuándo y dónde. No era necesario contar calorías; de todas maneras, habría sido incapaz de hacerlo. El objetivo manifiesto consistía en que él calculara el valor nutritivo de lo que yo estaba comiendo (era la primera vez que oía esa palabra). Como era la única exigencia, no tuve ningún inconveniente en ponerla en práctica. También es lo primero que has de hacer tú.

El doctor Meyer no me exigió una gran precisión en cuanto a las medidas.

—Limítate a calcularlas —dijo, y estipuló "una porción" como la única unidad de medida, aproximadamente equivalente a una manzana mediana. En Estados Unidos, donde el mayor enemigo de una dieta equilibrada son las porciones cada vez mayores, sugiero una mayor precisión. Aquí es donde interviene la pequeña balanza de cocina. (El pan, que en Estados Unidos a veces viene en grandes rebanadas, quizá sea más fácil de pesar que compararlo con una manzana, que en Estados Unidos también parece más grande.)

Tres semanas más tarde volví a casa para pasar el fin de semana. Justo antes del mediodía, el doctor Meyer —elegante y de sienes plateadas— volvió a visitarnos, y se quedó a almorzar. Después, al revisar mi diario, inmediatamente identificó una pauta —obvia para él pero que yo no había descubierto— puesto que había apuntado alegremente cada migaja que me llevaba a la boca. En el trayecto entre la escuela y la habitación que alquilaba en el séptimo *arrondissement*, había nada menos que dieciséis pastelerías, y no me di cuenta de que mis comidas consistían cada vez más en cosas dulces. Como estaba viviendo en París, mi familia lo ignoraba, así que cuando regresaba a casa mi mamá preparaba mis postres favoritos, sin saber que estaba comiendo dulces suplementarios a escondidas, incluso bajo su propio techo.

Mi glotonería parisina era maravillosamente variada. Por

la mañana tomaba croissants o *pain au chocolat*, *chouquette* o *tarte au sucre*, o cualquier otro dulce. Antes de almorzar, me detenía en Poîlane, la célebre panadería, donde no lograba resistirme al *pain aux raisins* (pan con pasas), la *tarte aux pommes* (tarta de manzana) o los *petits sablés* (bizcochos). La siguiente parada era una cafetería para tomar el consabido *jambon-beurre* (baguette con mantequilla y jamón) y los restos del pastel de Poîlane con el café. La cena siempre incluía un *éclair* (pastel de crema), y a veces se limitaba a eso o a un *Paris Brest, religieuse* (mil hojas), siempre alguna clase de dulce cremoso. A veces incluso me compraba un *palmier* (palmera) para mi *goûter* (merienda). Como estudiante, me alimentaba de cosas que podía comer de pie. Casi no comía verdura y la fruta consumida diariamente provenía de las tartaletas de fruta. Comía de esta manera extrañamente asimétrica sin reflexionar y con absoluta satisfacción... si exceptuamos mi aspecto, claro.

Es evidente que no se trataba de una dieta aprendida en Estados Unidos, donde mal se podría decir que las calles están repletas de pastelerías irresistibles (aunque entonces, como ahora, nunca faltaban los tentadores tenderetes de galletas calientes de chocolate y los vendedores de helados, por no hablar de la asombrosa variedad de dulces de supermercado elaborados con cosas infinitamente menos saludables que la crema y la mantequilla). Pero como llegaría a descubrir, lo que se me había subido a la cabeza fue la manera estadounidense de comer, que me dejó expuesta a este delicioso campo minado parisino. Porque allí había adoptado ciertas costumbres: comer de pie, no preparar mi propia comida, alimentarme de cualquier cosa (*n'importe quoi*, como dicen los franceses), al igual que los demás chicos. Los brownies y los pasteles eran especialmente peligrosos: en casa no existía nada parecido, así que ¿cómo saber cuánta grasa y azúcar contenían? A lo mejor echaba de menos mi segundo hogar de adopción y buscaba mi *magdalena*: "en busca de los dulces perdidos". En todo caso, no me resistía a todas las exquisiteces francesas. Al final, me convertí en una adicta a lo pasteles. Mi cuerpo ansiaba en grandes cantidades lo que en una época fue delicioso en pequeñas dosis.

Había llegado el momento de la rehabilitación, pero afortunadamente, el doctor Milagro nunca había oído hablar de operar sin anestesia.

Su enfoque era mucho menos terrible y más civilizado. Según él, cada uno de nosotros está habitado por dos seres: el que quiere ser delgado y sano, y el que quiere otra cosa. Uno ve la imagen total: el bienestar, la autoestima, que la ropa de moda le quepa. El otro quiere placeres en abundancia, y al instante. Uno es Narciso inclinado sobre el estanque; el otro es Pantagruel, inclinado encima de la mesa. El doctor dijo que la clave no consistía en derrotar al segundo sino en establecer un acuerdo entre ambos seres, convertirse en dueño de uno mismo, tanto de la fuerza de voluntad como de los placeres. Ésa era la manera francesa de hacerlo.

Dijo que no había que olvidar que *"il y a poids et poids"* (hay pesos y pesos): está el peso corporal "ideal" que figura en los gráficos de las compañías de seguros, basado únicamente en la estatura; está el "peso de moda", un ideal mucho menos natural en el que el comercio juega un papel importante, a veces insidioso, y después está el "peso del bienestar", el que hace que un individuo en particular se sienta *"bien dans sa peau"* (bien en su piel), como dice Montaigne. Este último concepto —el de sentirse *bien dans sa peau*— es el que propuso el doctor Milagro como nuestro objetivo. Es el peso con el que puedes decir "me siento bien y tengo buen aspecto". Este peso variará en diferentes épocas de nuestras vidas, pero fundamentalmente se basa en aprender cómo ser un poco narcisista sin dejar de ser un poco hedonista: dos ideas que no son tan negativas ni contradictorias como imaginan muchos estadounidenses. (No temas, no dejo de tener en cuenta la veta calvinista; mi familia son hugonotes: protestantes franceses.)

Tout est question d'equilibre: en eso consistía esencialmente el mantra francés del doctor Milagro. En esa época también se convirtió en el mío, y no ha dejado de serlo. Nuestra misión consistió en que yo aprendería a encontrar y mantener mi equilibrio personal, a vivir *bien da ma peau*.

Me explicó que comer productos de repostería no tenía nada de malo, pero que mi consumo se había desequilibrado. Así que durante los próximos tres meses debería reducirlo, encontrar otras opciones menos calóricas y convertir los dulces en un lujo ocasional... como de hecho lo es. Y más que privación, suponía contemplación y reprogramación, porque como llegaría a descubrir, alcanzar un equilibrio estaba más relacionado con la cabeza que con el estómago; se trata de descubrir *nos petit démons*: nuestros pequeños demonios, como los llamó el doctor. (Una vez que comprendas que cambiar tus hábitos, al igual que ser una francesa, en gran medida sólo es una manera de pensar, comprenderás por qué el único enfoque eficaz es el que hace que tu cabeza funcione.) Más adelante, volvería a incorporar todos mis alimentos favoritos... pero de manera equilibrada, disfrutándolos sin culpa y sobre todo sin engordar. ¿Que es más fácil decirlo que hacerlo? *Peut-être*, quizá. Pero serás tú quien lo juzgue a medida que avancemos.

El doctor Milagro era un buen psicólogo de café. Reconocía que la mayoría de las dietas tienen un aspecto positivo, incluso las que fracasan a largo plazo. El aspecto más difícil del cambio de hábitos es superar la inercia, y al principio todos necesitamos un poco de ánimo. El equilibrio es algo que se cultiva de manera gradual; no te lo puedes imponer a ti misma, así, sin más. De modo que ese sábado debía hacer algo especial, con el fin de tomar carrera para la semana que me esperaba. Pero después avanzaría semana a semana. Durante los fines de semana y los festivos podría permitirme algún lujo. Poco a poco, incluso mis lujos se volverían más sensatos. Mientras tanto, aprendería a compensarlos comiendo un poco menos durante la semana siguiente.

El doctor Milagro también era una especie de gastrónomo. Me proporcionó una serie de recetas, pero ninguna más importante que la primera, destinada a ese primer fin de semana: el único realmente "duro". Pensándolo bien, ni siquiera fue tan duro gracias a su sopa de puerros mágica, un truco utilizado por las mujeres del lugar durante generaciones. En algún momento se la había recetado tanto a mi mamá como a mi abuela. Los puerros son ligeramente diuréticos, bajos en calorías pero muy nutritivos. Tomar sopa de puerros durante cuarenta y ocho horas, más toda el agua que quisiera, proporcionaría resultados inmediatos y pondría en marcha la reestructuración. Para mí, supuso el comienzo de un compromiso de por vida con la salud, además del inicio de mi apreciación y gusto por los puerros, un tema que comentaré más adelante. Es un truco que sigo usando de vez en cuando; no dejes de ponerlo en práctica el primer fin de semana, tras empezar a hacer tu propio inventario de comidas.

SOPA DE PUERROS MÁGICA (CALDO)

Para 1 persona durante el fin de semana

INGREDIENTES

2 libras (1 kilo) de puerros
(*leeks*, en inglés)

1. Lava los puerros con abundante agua para eliminar la tierra que pueda haber quedado adherida. Corta la parte verde oscura del tronco y deja la cabeza y medio tronco aproximadamente. (Resérvala para hacer caldo.)

2. Pon los puerros en una cazuela grande y cúbrelos con agua. Llévalos a ebullición, baja el fuego y hiérvelos durante 20 ó 30 minutos. Reserva el líquido en un recipiente y pon los puerros en un bol.

. . . .

Bebe una taza de caldo (caliente o a temperatura ambiente) cada dos o tres horas.

Durante las comidas, o entre horas, come algunos puerros a razón de un par de cucharadas. Alíñalos con unas gotas de aceite de oliva virgen, unas gotas de jugo de limón, y un poco de sal y pimienta. Si te apetece, puedes añadir un poco de perejil picado.

Éste será tu alimento durante un par de días, hasta la cena del domingo, en que podrás comer una pequeña porción de carne o pescado, entre 120 y 180 gramos; (¡no olvides tener a punto tu balanza!), acompañada de unas verduras al vapor con un poco de mantequilla o aceite de oliva, y una fruta.

Quizá estés entre aquellos a quienes les disgusta el sabor dulzón y la delicada textura de los puerros. Con el tiempo es probable que incluso lleguen a gustarte. De todas maneras, hay una solución, haz como una prima mía de Aix-en-Provence: después de dar a luz a dos hijos, tenía que perder algunos kilos, pero tenía un problema: no le gustaban los puerros. Una vecina le sugirió que disimulara su presencia mezclándolos con otros ingredientes sabrosos y saludables. Esta versión provenzal se conoce como *soupe mimosa*.

SOPA MIMOSA

Para 1 persona durante el fin de semana

1 lechuga

½ libra (250 gramos) de zanahorias

½ libra (250 gramos) de apio-nabo (*celeriac*, en inglés)

½ libra (250 gramos) de nabos (*turnips*, en inglés)

1 libra (½ kilo) de puerros

½ libra (250 gramos) de coliflor

½ taza de perejil picado

2 huevos duros picados

1. Limpia y pica todas las verduras en trozos y ponlas en una cazuela, excepto la coliflor y el perejil. Cúbrelas con agua, llévalas a ebullición y hiérvelas a fuego suave sin tapar la cacerola, durante 40 minutos. Añade la coliflor y hierve 15 minutos más.

2. A continuación, pasa las verduras por el pasapuré o la batidora.

3. Sirve la sopa en un bol, añade el perejil picado y el huevo duro picado.

. . . .

Bebe 1 taza (a temperatura ambiente o caliente) aproximadamente cada tres horas durante el sábado y el domingo, hasta la cena del domingo en que podrás comer una pequeña porción (entre 4 y 6 onzas, o 120 y 180 gramos) de pescado o carne, una porción de verduras al vapor con un poco de mantequilla o aceite de oliva y una fruta. Esta sopa, un poco menos líquida y mágica que la sopa de puerros, no deja de ser otra opción eficaz y sabrosa.

Como ambas versiones son tan exquisitas y suponen un regalo para la mayoría de los paladares, te resultará difícil considerarlas como raciones carcelarias. Y si estos sabores son nuevos para ti, describe su sabor y fragancia en la siguiente página en blanco del bloc donde apuntaste lo que has comido durante las últimas tres semanas. Con el tiempo, este ejercicio intensificará el placer que te proporcionan; quizá tengas ganas de llevar un diario de tus experiencias gastronómicas e incluir en él algunos apuntes sobre el vino (como lo hacen los enófilos).

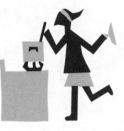

3

REESTRUCTURACIÓN A CORTO PLAZO:
LOS PRIMEROS TRES MESES

Mientras hierves los puerros, hazte un par de preguntas:

1. ¿Por qué estoy haciendo esto? ¿Porque temo que mi marido
    o mis amigas piensen que estoy *bouboum* (gorda)? ¿Porque
    me aprieta toda la ropa? Aunque a menudo uno hace dieta
    por temor y rechazo hacia sí mismo, dichos sentimientos no
    resultan útiles para vivir como una francesa. Para aceptar la
    reestructuración, has de estar dispuesta a aceptar que el pla-
    cer y la felicidad individual se conviertan en tus objetivos.
    ¿Te parece paradójico? Pues no lo es. Debes saber que al
    menos la mitad de nuestras malas costumbres alimentarias
    son el resultado de la negligencia; surgen por no prestar

atención a nuestras auténticas necesidades y gustos. No nos fijamos en lo que consumimos, no prestamos atención a los sabores... en realidad, no disfrutamos de pequeños lujos y por ese motivo no los tenemos en cuenta y los exageramos. Tal vez has dejado de sentir interés por la moda. ¿O estás intentando cosas nuevas? Puede que para una esposa, una mamá y alguien que trabaja a tiempo completo sea fácil olvidarse del placer; quizá en parte hasta lo consideres egoísta. Pero has de comprender que dejar de descubrir y cultivar lo que te da placer no tiene nada de noble. (No sólo te hará engordar: también te pondrá de mal humor.) Conocer lo que te da placer y dedicarte a ello es algo que le debes a tus seres queridos, y también a ti misma. Y como los gustos y el metabolismo de cada uno son únicos, debes prestar atención a ti misma —a lo que te gusta— para poder adaptar tu sistema y tus preferencias a ello. Es un compromiso de por vida, pero asegura una vida entera de buena salud y satisfacción.

2. *Qu'est-ce qui se passe?* (¿Qué está pasando aquí?) No puedes empezar a comer y vivir correctamente si te aíslas de lo físico y de lo emocional. ¿Por qué crees que has aumentado de peso? ¿Por presiones familiares o profesionales? ¿Porque te sientes sola? ¿Por la moda? (¡Aunque te parezca imposible, algunas de nosotras tendemos a aumentar de peso justo cuando la moda se pone más exigente!) ¿Acabas de tener un bebé? ¿Has dejado de fumar? ¿Siempre tienes hambre? ¿Estás triste? ¿Sufres otro tipo de estrés? Las posibles combinaciones de factores mentales y físicos son demasiadas como para enumerarlas todas. La pérdida de equilibrio

puede ser el síntoma de algo más grave. Si se trata de un problema "demoledor", a lo mejor necesites la ayuda de otros: no dejes de buscarla. Pero si no te ha dejado completamente fuera de combate, lo más probable es que puedas identificar el problema y enfrentarte a él tú sola. Si los malos hábitos alimenticios son tu manera de compensar otro problema, permanece en esta sintonía, puesto que las francesas disponen de un menú de compensaciones mucho más variado. Si has cambiado la nicotina por las papas fritas, es hora de considerar otras opciones.

Dicho esto, podemos pasar a planificar la reestructuración de los próximos tres meses. Ante todo, esto significa identificar y volver a considerar tus alimentos más delictivos. Podrás eliminar algunos y reducir el consumo de otros. El enfoque correcto depende de tus necesidades individuales.

"DETENGAN A LOS SOSPECHOSOS HABITUALES"

La célebre frase del Inspector Renault en *Casablanca*, cuando acaban de matar a un oficial nazi, es una orden idónea para dar el primer paso en nuestra reestructuración.

Echemos un vistazo a tu diario. ¿Ha ocurrido algo durante las últimas tres semanas que te parezca extraño? Tal vez no. Sin la ayuda de la mirada objetiva del doctor Milagro, quizá no hubiera identificado inmediatamente mis propios "sospechosos habituales", esos alimentos que estaba consumiendo fuera de toda proporción. Mis mayores problemas eran el pan, los pasteles y el chocolate, unos vicios bastante comunes. Pero tal vez para ti no supongan un vicio: puede que tu consumo sea perfectamente moderado o trivial. Una rebanada de pan al mediodía, una pequeña porción de tarta después de cenar... A lo mejor, tus alimentos "delictivos" son completamente diferentes de los míos.

Analiza tu diario y determina qué te parece excesivo según tu propio juicio. Podrías empezar preguntándote lo siguiente: "¿De qué podría prescindir... o al menos reducir el consumo?" ¿Acaso la idea de esas dos chocolatinas antes de abandonar la oficina es lo único que hace que tu día sea soportable? ¿Y si comieras una sóla? ¿O dejaras de comerlas de vez en cuando? ¿Le pides al camarero que te traiga más pan, incluso antes de que te haya traído tu pedido? A lo mejor descubrirás que una rebanada saboreada lentamente con la cena te sacia en la misma medida; también podrías esperar a que te traigan el aperitivo. ¿Eres de los que acaban con todas las papas fritas del plato?

Comprenderás a lo que voy. Esto no es radical. Las pequeñas cosas se van sumando. Pero ahora pregúntate otra cosa: "¿Qué me da más placer? ¿Mi copa de vino para acompañar la cena? ¿Un cono de helado los domingos por la tarde?" Piensa en todas las cosas que consumes habitualmente. ¿Cuáles te proporcionan auténtico placer y cuáles consumes en exceso, con insensatez? Las francesas saben que el placer ofrecido por la mayoría de los alimentos está en los primeros bocados; rara vez repetimos. No disfrutamos de las cosas que nos dan placer de manera rutinaria.

¿Y si, pese a todo, no puedes decidir de qué prescindir? Pues entonces es hora de hacerle caso al inspector Renault: has de detener a los sospechosos habituales. Éstas son algunas cosas que las mujeres consumen en exceso: papas fritas, productos dulces de panadería, pastas, pizzas, fritos, jugos de frutas, cervezas o licores de alta graduación, chocolates (sobre todo los de mala calidad, ricos en grasas), helados y gaseosas. Si consumes cualquiera de ellos todos los días (si acompañas los sándwiches con papas fritas, por ejemplo), ¡considéralo una oportunidad! Si logras eliminar esos "alimentos delictivos" durante los próximos tres meses sin sentirte frustrada, hazlo. Pero si uno de ellos te resultara imprescindible para sentirte feliz, reduce su consumo. El jugo diluido con agua con gas quita más la sed que el jugo sin diluir. Y lentamente puedes reducir la cantidad de jugo. El pan es algo especial; para los franceses es "el pan nuestro de cada día", un asunto muy serio. (De hecho, como el chocolate, el pan puede ser tu mejor amigo o tu peor enemigo: analizo ambas opciones minuciosamente en otro capítulo.) Pero si comes tres rebanadas con cada comida, redúcelas a una sola y pasa la cesta si realmente no quieres pan. No comas con el piloto automático puesto. Con el tiempo, sólo lo comerás cuando realmente quieras hacerlo.

Ahí fuera existe una vida llena de lujos maravillosos, algunos básicamente buenos para ti. Lo entenderás cuando descubras que, en realidad, los "delictivos" son alimentos que tendemos a consumir de manera compulsiva, y que el placer que proporcionan es menor del que quizá creemos. A menudo son malas imitaciones de algo mejor, como por ejemplo los quesos fundidos de supermercado, comparados con un queso de calidad. Cuando aprendas a reemplazar la comida basura por exquisiteces que realmente te sacien, comprenderás que la regla del "menos es más" no es ninguna tontería. Para entonces, habrás descubierto algo que para las francesas resulta obvio: un sólo trozo de buen chocolate negro puede proporcionarte más placer que una docena de barritas de chocolate mediocre. Y ya que hablamos del tema, por favor elimina cualquier chocolate repleto de aditivos artificiales y demasiado azúcar.

Descartes, el gran filósofo del siglo XVII, es célebre por su máxima "Pienso, luego existo". Pero también sabía un par de cosas acerca de cómo el cuerpo y la mente se influyen mutuamente, y que para comprender las pasiones del alma hay que diferenciar sus funciones de las del cuerpo. El secreto de una francesa reside principalmente en su cabeza. Una cosa es identificar tus alimentos "delictivos" y otra muy diferente es administrarlos. Si todos tuviéramos una voluntad de hierro, este libro no sería necesario. Normalmente, es improbable que las francesas la tengan. Pero es mucho más probable que hayan dominado el práctico arte de engañarse a sí mismas: el aspecto mental de vivir bien. (De hecho, diría que un control total de la mente sobre el cuerpo no es deseable; sugiere una cerrazón frente a los deleites espontáneos proporcionados por los sentidos). Así que ¿cómo se las ingenia el común de las mortales para reducir el consumo de los alimentos "delictivos" durante tres meses, mientras intentan adquirir nuevos hábitos y costumbres? Estos son los principios básicos que me enseñó el doctor Milagro, y que adapté a mis necesidades a lo largo de los años. Al principio están presentados en forma resumida para iniciarte en la tarea de la reconstrucción, pero para suscribirte de por vida a los secretos de las francesas, tendrás que asimilarlos leyendo los siguientes capítulos. Hay más lecciones específicas que hemos de aprender o reaprender para reconciliarnos con la comida. Pero de momento:

Sin prisa pero sin pausa

Perder peso rápidamente es inútil. Eso es lo que ofrecen las dietas: una breve sucesión (de semanas, no meses) de sufrimientos para obtener resultados provisionales. Si crees que puedes perder kilos con rapidez mediante la fuerza de voluntad y las privaciones, lo más probable es que no sólo recuperes los que perdiste sino que engordarás unos cuantos más. (Éste es el origen de las *dietas yo-yo*). Si después de un mes tu reestructuración empieza a mostrar resultados espectaculares, eres una de las afortunadas. Pero una reestructuración correcta, una puesta a cero de tus cuadrantes corporales, lleva tres meses. La clave consiste en convertirlos en algo placentero, no en una condena a la guillotina.

Variedad

Como afirmaba el doctor Milagro, las dietas muy estrictas también pueden generar *carences* (carencias nutricionales), que pueden suponer un peligro mayor que el sobrepeso. La respuesta no consiste en tomar suplementos, sino en comer la mayor variedad posible de alimentos de buena calidad. Dicha variedad compensará en gran parte las cosas que echarás de menos; en realidad, descubrirás que no las echas tanto de menos...

Las francesas se sorprenden de que algunas personas sean capaces de comer siempre lo mismo. El aburrimiento gastronómico hará que comas cosas poco saludables. Si no incorporas la improvisación y la experimentación a tu alimentación, acabarás comiendo de manera rutinaria, y eso es tan perjudicial como el amor rutinario —cuando la chispa desaparece— ¡y es muy probable que te cause problemas! Las francesas saben cómo convertir un pequeño lujo en algo excitante. ¿Te desorientas en el mercado? ¿No tienes tiempo para cocinar? Relájate: no es necesario que seas rica o un chef de tres estrellas para disfrutar de un amplio universo de sabores naturales. Una vez que hayas aprendido algunos trucos, cocinar de manera variada no supone un gran esfuerzo y ni más tiempo que preparar un pastel de carne. (El próximo capítulo proporciona algunos ejemplos y en "Productos de temporada y condimentos" hay un arsenal completo.)

Considera como una oportunidad probar alimentos y sabores nuevos. ¿Has oído hablar de un queso nuevo? ¿De una hierba fresca? ¿Qué te parece raya, chalotas, canónigo o raíz de apio-nabo? ¿Y alguna de las numerosas variedades de ostras, uno de mis alimentos predilectos? La novedad supone distracción. Opta por la calidad y no por la cantidad y elige alimentos de temporada. ¡En general, los mejores productos de temporada son más baratos y mejores que los que no lo son!

Un último truco para aumentar la variedad: puesto que el placer ofrecido por la mayoría de los alimentos está en los primeros bocados, come una cosa distinta cada vez, al menos al principio de la comida cuando puedes concentrarte y disfrutar de todo su sabor. La *mélange* (mezcla de alimentos) destruye la variedad.

Convertir la preparación en un rito

Las francesas adoran comprar alimentos y prepararlos. Les encanta hablar de lo que han comprado y han preparado. Es una pasión absolutamente natural, pero que ha sido eliminada de muchas otras culturas. La mayoría de las francesas lo aprenden de sus mamás, y algunas de sus padres. Pero aunque tus progenitores no sean franceses, tú también puedes aprender de ellos. Cuando aún era una estudiante, el doctor Milagro me indicó que fuera a uno de los mejores mercados de la rue Clerc

—cercano a mi domicilio parisino— dos o tres veces por semana. Su consejo fue sencillo: comprar únicamente lo necesario para un par de días. (Olvida las mega-compras bimensuales en el supermercado.) Debía cocinar con sencillez, pero en casa, para ver y aprender qué me estaba "metiendo" en el cuerpo. Durante la reestructuración, preparar tu propio almuerzo y llevártelo al trabajo será de gran ayuda. Evita las incógnitas de las comidas preparadas, sobre todo las sometidas a un proceso industrial de conservación. (¡Es más fácil que llevar tu propia balanza al trabajo!) También era igual de importante convertir mi cena en una especie de acontecimiento "gourmet". "¿Qué hay para cenar?", debía convertirse en una pregunta excitante con diversas respuestas. La reflexión y la preparación deben formar parte de tu cena. Has de convencerte de que los resultados que deseas obtener merecen una reflexión y un esfuerzo suplementario, y rápidamente descubrirás que lo haces automáticamente. Ir de compras al mercado y cocinar era algo relativamente nuevo para mí —por algún motivo, no aprendí a hacerlo en casa, aunque en mi familia había grandes cocineros— pero el doctor Milagro insistió en que me divertiría. Por suerte, la mayoría de mis clases en la universidad no empezaban hasta el mediodía.

Agua

A pesar de que tanto los franceses como los que no lo son afirman que es esencial, la mayoría de nosotros no bebe lo suficiente. Pero no cabe duda de que beber los ocho vasos (2 litros) de agua necesarios diariamente supone una perspectiva aburrida. Y aunque muchas mujeres tienen la manía de cargar con una botella de agua durante todo el día, me pregunto cuántas beben lo necesario. Bebas cuanto bebas, beber más no puede hacerte daño. Si beber ocho vasos diarios te parece imposible, empieza de la siguiente manera: bebe un gran vaso de agua al levantarte. Muy pocos saben hasta qué punto el dormir deshidrata. (Tal vez por eso un gran vaso de jugo —un alimento "delictivo" desde cualquier punto de vista— resulta tan exquisito al levantarse.) Un vaso de agua por las mañanas no sólo te refrescará el cutis, sino que te reanimará si has dormido mal. Bebe también otro antes de acostarte. Uno de los motivos de dormir mal es la deshidratación. Si el agua no es lo que más te gusta, prueba añadirle una rodaja de limón.

Convertir la comida en un ritual

Más adelante hay una sección completa sobre este tema. Por ahora, estos son algunos trucos de supervivencia básicos: sólo has de comer en la mesa, sentada. Nunca comas nada envasado en cartón. Usa platos de verdad y servilletas bonitas, si dispones de ellas, para destacar la importancia del acto de comer. Come despacio, mastica correctamente. (Las mamás estadounidenses te lo indican, pero tienden a relacionarlo con la buena educación, más que con el placer.) No mires la televisión ni leas el periódico. Sólo piensa en lo que estás comiendo, oliendo y saboreando en cada bocado. Deja los cubiertos a un lado entre bocado y bocado; concéntrate en los sabores y en las texturas que tienes en la boca. (No dejes que nadie se burle de ti por comportarte como una francesa: ¡quien ríe último ríe mejor!)

Controlar las porciones

Debes aprenderlo lentamente. Para los estadounidenses, el tamaño de las porciones ha supuesto una batalla perdida, un

Waterloo gastronómico. Reduce el tamaño lentamente, sobre todo si tiendes a servirte demasiado. El salmón es un alimento muy saludable, pero si necesitas 250 gramos para sentirte saciada, es demasiado. Mantén la balanza a mano y reduce las cantidades gramo a gramo, hasta que entre 120 y 180 te dejen satisfecha. Este asunto revela un aspecto esperpéntico de la dieta proteica: puedes atiborrarte de tocino, a condición de no comer pan (¡algo absolutamente *dégueulasse*: repugnante!) Como regla general, 250 gramos de cualquier cosa de un tirón es demasiado. Con menos te sentirás igual de saciada, pero el cambio experimentado por tu cuerpo te deslumbrará.

No tengas alimentos "delictivos" en casa

Consumimos algunos alimentos de manera automática, independientemente de la cantidad que tengamos a mano. ¿No te conformas con un puñado de nueces? ¡Pues no las tengas en casa! Muy pocas personas saldrán a la calle sólo para comprar una bolsa de nueces saladas o de papas fritas. Si las tienes a mano y no puedes parar de comer, intenta poner en práctica el principio anterior de la reducción progresiva. Si en tu primer puñado hay seis unidades, que ése sea tu límite. La próxima vez intenta comer sólo tres al día.

Sustitución y "chupetes"

Como sabía que mi mayor problema eran los dulces, el doctor Milagro me proporcionó una receta que me ofrecía una satisfacción bastante similar y con un mínimo de las calorías. Como todas sus mejores recetas, nunca ha dejado de ser útil.

TARTA DE MANZANAS SIN MASA

Para 4 personas

La siguiente receta de una tarta de manzana sin masa es menos dulce —tiene menos calorías— pero es más nutritiva que las que se encuentran en la pastelería, la charcutería o en el supermercado. Comida casera contra comida preparada: una diferencia esencial. Lee las etiquetas y empieza a evitar los productos cuyos ingredientes se asemejan a armas químicas.

1. Pela las manzanas, quítales el corazón y córtalas en cuartos, y éstos a su vez en tercios; después rocíalos con jugo de limón. Colócalos sobre las hojas de col, como en una pequeña tarta.

2. Precalienta el horno a 275° F. Mezcla el azúcar con la canela y espolvorea sobre la manzana (conserva un poco para cubrir los trocitos de mantequilla). Añádelos y cúbrelos con el resto de la mezcla de azúcar y canela. Hornea la tarta durante 15 minutos. Sírvela caliente o a temperatura ambiente.

INGREDIENTES

4 manzanas Golden de tamaño mediano

2 cucharadas de jugo de limón

4 hojas de col

1 cucharada de azúcar

¼ cucharadita de canela

un poco de mantequilla

. . . .

No hace falta que comas las hojas de col, aunque puedes hacerlo; básicamente sirven para presentar la tarta. Y sí: una vez transcurridos los tres meses, podrás comer una porción de auténtica tarta con masa de pasta brise.

A menudo la prudencia es la madre de la ciencia. El doctor Milagro me sugirió que evitara los alimentos problemáticos, en mi caso los dulces, al igual que a un niño le enseñan a mantenerse al margen de las peleas. Dijo que al principio sería mejor que fuera a la universidad sin llevar dinero, o lo justo para pagar el billete del metro y una taza de café. Evitar las pastelerías también supuso cambiar de ruta. Si vas al trabajo a pie no tomes la misma ruta todos los días; variar el recorrido es tan importante como variar la alimentación. El doctor Milagro conocía muy bien París y solía examinarme acerca de todos los monumentos, plazas y edificios habitados por gente famosa (Getrude Stein en la rue de Fleurs o Edith Wharton en la rue de l'Université). Acabé atravesando la puerta de todos los bonitos *hôtel particulier* de mi ruta a la Sorbonne. Mi familia sólo había hecho breves visitas a París y mi pasión cada vez mayor por la ciudad desató su curiosidad.

Si tus alimentos delictivos no te acechan por la calle, y éstas no son demasiado apasionantes, procura estimular tus otros sentidos. Una de las cosas que me impulsaba a meterme en las pastelerías era el aroma celestial que desprendían. Entonces comprar flores perfumadas no sólo era un placer sino una defensa. Cuando me aproximaba a una panadería, las olfateaba. Como el aroma forma parte del sabor, es difícil ansiar dulces si no los hueles. Un saquito de lavanda perfumada también puede obrar milagros.

Muévete

Tal vez vivas en un lugar donde todo el mundo se desplaza en automóvil. O quizá no tengas oportunidad de caminar todos los días. Sin embargo nada modifica el hecho de que tu peso esté determinado por dos variables: lo que consumes y lo que quemas. El doctor Milagro sabía que no me gustaba hacer deporte (a la mayoría de las francesas, tampoco), pero sin embargo, siento necesidad de *me remouer* (moverme). Un paseo de veinte minutos dos veces al día hasta la universidad fue el remedio perfecto para mí. Si vives demasiado lejos del trabajo o de la universidad para ir a pie, intenta caminar al menos parte del recorrido. O pasea durante media hora al mediodía o después de cenar. Un paseo no sólo consume calorías, puede servir para meditar y aclarar las ideas y evitar que recurras a la comida para reconfortarte psicológicamente. La clave consiste en ir aumentando el ejercicio físico diario. En vez de usar el ascensor, sube las escaleras; al final de la semana habrás quemado muchas más calorías sin siquiera darte cuenta.

"Nunca esperes a tener hambre"

Es una de las recomendaciones más sabias del doctor Milagro, y es especialmente importante durante las primeras semanas de la reestructuración, a medida que tu cuerpo aprende el nuevo orden mundial. El hambre distrae y es desagradable, casi tanto como sentirse hinchada o llena. ¿Verdad que no dejarías de repostar gasolina? Pues tampoco debes saltarte las comidas: sólo conseguirás quedarte sin energía. No pretendemos desafiar las leyes de la física. Si alimentas tu cuerpo de manera razonable y cuando éste lo necesita, es menos probable que te responda con un ataque de hambre. Respetar este principio estrictamente resulta fundamental hasta que hayas logrado controlar tu cerebro. El doctor Milagro me reveló un excelente truco para controlar el hambre: el yogur. No la variedad azucarada y artificial del supermercado sino el auténtico, cuya textura y sabor no sólo son superiores, sino que además contiene bacterias esenciales para la salud. Es difícil de conseguir en Estados Unidos, a menos que vivas cerca de una granja lechera. Pero puedes prepararlo tú misma una vez a la semana, siguiendo una receta increíblemente sencilla. El doctor Milagro me recetó dos pequeñas raciones diarias durante la reestructuración, que podía tomar cuando y como quisiera: con el desayuno, como postre o como tentempié. Añadir un poco de miel, germen de trigo o fruta fresca lo convierte en un auténtico lujo, pero cuando empecé a tomarle el gusto, la mayoría de las veces lo tomaba solo, por su acidez suave y cremosa. Tomar un yogur cuando sabía que el hambre estaba a punto de asaltarme supuso un estupendo "chupete". (Ver receta de la página 163).

En-cas

También debíamos prever emergencias fuera de casa. El doctor Milagro me explicó el significado de lo que denominaba mi *en-cas* (literalmente, "en caso de"... ataques de hambre). Era muy sencillo: siempre has de tener algo comestible en el bolsillo, algo que tu cuerpo reconozca como un *minirepas* (tentempié). No sólo es práctico, también es un poderoso elemento de disuasión. Acalla mis *petits démons*. Saber que estaba ahí reducía mi ansiedad. Cuando consumía el *en-cas*, tenía menos hambre a la hora de cenar: una compensación. Aún acostumbro a llevar una bolsita de nueces en el bolso, y hoy en día recurro a ellas cuando mi vuelo se retrasa. Ha de ser algo que sea saludable para ti, pero que además tenga efecto saciante.

El doctor Milagro comprendía perfectamente que somos seres frágiles en un mundo lleno de tentaciones. La privación es la madre del fracaso. Tu cerebro se rebelará contra cualquier programa interpretado como un castigo. Si lo que te da placer es una copa de vino con la cena o un croissant para desayunar, no puedes privarte de ellos durante largos períodos sin que tu cuerpo se tome su particular venganza. Así que incluso durante la reestructuración, tu cuerpo necesita un día sabático. Ojo: no estamos hablando de una juerga pantagruélica durante la cual consumes todo lo que evitaste comer durante la semana. Más bien, éste es un día de descanso, cuando podrás disfrutar comiendo una porción civilizada de algunos de tus alimentos predilectos. Algunos expertos en dietética aconsejan no recompensarse con comida, pero yo creo que no tiene nada de malo, a condición de que ésta suponga una recompensa real: nada de comida basura, debe ser de buena calidad y ser saboreada con respeto.

El doctor Milagro dijo que era mejor pecar el sábado y regresar al plan el domingo, para empezar la semana con buen pie. Y en mi caso resultó sensato. Mientras estudiaba en París, los sábados a menudo estaba invitada a cenar a casa de unos amigos. Tenían una cocinera a tiempo completo —un lujo extraordinario en cualquier parte— cuyos elaborados menús suponían una gran tentación. (¡Comprenderás por qué me aferraba a ellos!) He aquí la solución del doctor Milagro:

—*Mais Mireille, fais preuve d'intelligence* (Usa la cabeza, Mireille.) Si no eres capaz de resistirte a una copa de champagne como aperitivo y al postre, tómalos, pero entonces no comas pan. Elegir opciones que tengan sentido para ti es la esencia del secreto de las francesas.

Durante esta fase de reestructuración, lo que más me preocupaba era que iría a casa a pasar unos días durante las vacaciones de Pascua y me enfrentaría a un festín con mi familia, que era mucho menos discreta que mis elegantes amigos de París, claro. Ya estaba en el buen camino y, tras perder unos cinco kilos y medio, no quería llamar la atención sobre mi persona ni cualquier cambio en mis hábitos alimenticios. El doctor Milagro me dijo que nadie notaría nada si comía un poco de foie gras, no probaba el pan y sólo me servía unas pocas papas fritas; además podía disfrutar del postre.

—Al día siguiente lo compensarás —dijo con toda naturalidad. Me estaba diciendo que debía controlar tanto mis placeres como mis limitaciones.

Sin embargo, no dejaba de preguntarme adónde me conduciría todo aquello. Una vez más, ¡ay!, eran esos malditos alimentos "delictivos". Sabía que sólo lograría mantenerlos a raya durante poco tiempo. ¿Cuándo podría volver a incorporarlos a mi vida normal de universitaria sin provocar mi perdición? No sufría, es cierto, pero el buen doctor me había prometido una vida más indulgente. Y yo pertenecía a la indomable generación de mayo del 68, cuyo lema rebelde era *"Il est interdit d'interdire"* "Está prohibido prohibir".

Descubriría que la respuesta estaba en las palabras *petit* y *peu*, que significan "pequeño" y "poco". Puedes comer *de tout un peu et de peu pas beaucoup*, lo que significa que podía comer un poco de todo pero en pequeñas porciones. Como estaba orgullosa de mis resultados pero empezaba a sentirme un tanto desamparada, el doctor Milagro hizo un pequeño ajuste: dos veces a la semana, para el almuerzo —normalmente comía en un café al aire libre con amigos que, como yo, no soportaban la comida del *restaurant universitaire* (la cafetería)— podría comer el trocito de chocolate amargo (*un palet* o *carré*) que venía con el expresso. Elegiría el día, pero sólo podía comer chocolate dos veces por semana. Has de aprender a elegir el momento indicado. Después de un examen difícil por la mañana, lo necesitaba. ¡Y también después de una exposición delante de toda la clase! Fue un ligero ajuste que me levantó la moral. Y también la primera vez que comprendí su importancia. A la larga, los pequeños cambios pueden suponer una gran diferencia.

El síndrome de la cremallera

Para Pascua mi reestructuración estaba acabada. Y sentía que lo novedoso se había vuelto natural. Incluso hoy no lo recuerdo como una época de privación. Pero, ¿qué había logrado? Había perdido unos seis kilos, la mitad de los que necesitaba perder. *Mais attention*, ¡ojo!: no me subía a la báscula todos los días para comprobar mis progresos. En los baños franceses la báscula no es un artefacto cuya presencia sea habitual, como en Estados Unidos. Estos chismes pueden desanimarte. La mujer aumenta de peso durante una parte del mes debido a la retención de líquidos provocados por los procesos hormonales, y nuestro peso también puede variar debido a otros motivos (la hora, por ejemplo), que tienen escasa relación con comer o no comer de manera equilibrada. Es cierto que de vez en cuando confirmaba la pérdida de kilos, pero sobre todo aprendí a prestar más atención al aspecto y a las sensaciones que mi cuerpo vestido me transmitían. Veía que estaba cambiando. Y cuando la báscula indicó que había perdido seis kilos, se limitaba a confirmar lo que yo ya sabía. Todavía me parece que ponerse un par de pantalones estrechos es el mejor indicio de que los kilos están desapareciendo: es un método más sencillo, más seguro y más sexy. Haz uso de lo que las francesas denominan *le syndrome de la fermeture éclair* (síndrome de la cremallera); también puedes usar un centímetro para medir el contorno de tu cintura.

Tu peso ideal, como he dicho, es algo muy personal y depende de muchos factores, como la edad, la constitución y para algunas personas, incluso la época del año. Asimismo, el progreso es relativo, no absoluto. Las francesas no cuentan las calorías, y en general tampoco los kilos. Tras tres meses de reestructuración, sabrás cuánto te queda. Si consideras que has alcanzado alrededor de la mitad de tu objetivo, tu reestructuración ha tenido éxito. Si no fuera así, piensa hasta dónde has llegado y continúa algunas semanas más. Desconfía de los objetivos poco realistas: no todas podemos estar tan delgadas como las modelos. Intenta descubrir otras cosas a las que puedas renunciar, por ejemplo reducir algunos alimentos "delictivos" (como ya lo has hecho, seguro que te resultará más fácil). Puedes caminar diez minutos más al día. Hacer pequeños ajustes siempre es la clave para alcanzar tu propio equilibrio.

Para desarrollar ese estilo de vida al máximo, has de aceptar que la calidad es más importante que la cantidad. En los siguientes capítulos aprenderemos a cultivar la calidad, a medida que nos dediquemos a la estabilización: un período en el cual, curiosamente, disfrutarás de más placeres sin dejar de perder peso. Pero primero echemos un vistazo al funcionamiento de la reestructuración en algunas estadounidenses que conozco.

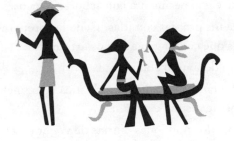

4

HISTORIAS DE LAS TRES CES

Volvamos a echar un vistazo a los principios básicos de la reestructuración:

- Revisa tu programa de tres semanas de duración; identifica y reduce el consumo de los "delictivos" cuanto puedas sin que ello te cause un "shock". Elimina todo lo que puedas eliminar sin sufrir. Reduce lo demás *peu à peu* (poco a poco).

- Come a horas regulares.

- Examina las porciones de los alimentos no delictivos y redúcelas también poco a poco.

- Familiarízate con el mercado, no con el supermercado. Compra alimentos varias veces a la semana (cuando sea necesario, pero nunca vayas a comprar con el estómago vacío).
- Diversifica tus alimentos según las temporadas. Aumenta la proporción de frutas y verduras frescas.
- Introduce y experimenta con sabores nuevos.
- Prepara tus propias comidas. Evita las preparadas, sobre todo las que contengan aditivos artificiales.
- Toma un desayuno abundante.
- Come lentamente y sentada. Mastica bien, incluso si al principio te resulta extraño.
- Consume dos porciones diarias de yogur casero (o natural no azucarado) como postre, con el desayuno o como tentempié.
- Bebe dos vasos más de agua diarios como mínimo y aumenta esta cantidad cuando se presente la oportunidad.
- Incrementa tu actividad física de manera regular: da un paseo diario o sube escaleras. (Si vas a un gimnasio, quizá ya hagas lo suficiente con tu ropa de fitness, de modo que elige algo que puedas hacer vestida de calle.)
- Evita tener alimentos "delictivos" en casa.
- Haz una lista de "chupetes" y acopia reservas para sustituir los "delictivos".
- Lleva tu *en-cas* en el bolsillo para emergencias fuera de casa.
- Elige tus recompensas de fin de semana, y disfrútalas.

Lo dicho: éstas no son medidas radicales. Pero a estas alturas, a algunas de ustedes aún puede parecerles algo abstracto (hay que reconocer que la tendencia a la abstracción es una debilidad francesa), así que veamos la reestructuración en acción. Permítanme que les presente a unas amigas, las tres Ces.

CAMILLE

Camille, de treinta y cinco años de edad, había luchado con su peso toda la vida. No era obesa, pero dada su estatura (un metro cincuenta y siete), esos doce kilos y medio de más eran evidentes; se sentía regordeta, y además lo parecía. En algún momento u otro de su vida había probado todas las dietas que existen. Al final, y según su propia interpretación, el problema se limitaba a algo genético: el sobrepeso le venía de familia. Su mamá, en particular, siempre había sido gorda. Así que en el fondo, Camille estaba convencida de que sus intentos por perder peso estaban condenados al fracaso.

Camille empezó a trabajar en Clicquot cuando compramos otra empresa; disponía de un gran talento empresarial y mucha experiencia. Sin embargo, el mundo empresarial puede ser brutal e injusto, sobre todo el de los artículos de lujo, donde la imagen es fundamental. En todas las empresas, el aspecto es mucho más importante para las mujeres que para los hombres. El trabajo de Camille suponía viajar regularmente por todo el país, y eso incluía cenar con los clientes. Tras un año de trabajar en Clicquot, estaba claro que su primer invierno neoyorquino no le había resultado fácil. La ropa de invierno amplia había ocultado algunos excesos, pero una vez llegada la primavera, percibí que el pánico hacía acto de presencia a medida que se acercaba la siguiente ronda de viajes y cenas. Habíamos establecido una buena relación y un día, cuando le pregunté cómo le iban las cosas, me habló con franqueza. Le conté mis propios problemas de joven con el peso y cómo logré resolverlos mediante algunos cambios sencillos, y ella se mostró dispuesta a apuntar lo que consumía durante tres semanas.

No recomiendo adelantarse a los acontecimientos, pero un rápido vistazo a las anotaciones de la primera semana bastaron para identificar algunos alimentos "delictivos" importantes. El primero era la cerveza. Parece que Camille "sentía sed" todas las noches, tanto en su casa como cuando estaba de viaje. Bebía una botella de cerveza, a menudo alrededor de las once de la noche. A mí me parece extraño beber cerveza tarde por la noche, sobre todo en el caso de alguien que bebía vino con la cena en los restaurantes. ¿Acaso Camille tenía un problema con la bebida? No: su consumo de alcohol no era excesivo, y nada apuntaba a dicho problema. Le pregunté cuánto hacía que bebía cerveza de noche. Por lo visto, era desde la época de la universidad: compraba tentempiés salados de la máquina y los acompañaba con cerveza a la hora de acostarse. Después de reflexionar un momento, reconoció que en realidad no le gustaba demasiado; sólo era una costumbre y ella sólo "tenía sed". ¡Era evidente que, sin pensarlo, había incorporado una vieja costumbre universitaria a su vida adulta y la había conservado durante quince años! Como siempre, primero intenté preguntar lo más obvio y le dije:

—Si tienes sed, ¿por qué no bebes agua y luego te acuestas?

Parecía una idea bastante estúpida que en algunos meses podría suponer la pérdida de entre dos y medio y cinco kilos, a condición de que reconociera y dominara ese único alimento "delictivo". Pero no fue tan fácil... No es que muriera por el efecto o el sabor de la cerveza, pero sí quería beber algo más interesante que agua. Sorprendentemente, la solución fueron los tés de hierbas. Los de verbena y menta fresca se convirtieron en sus predilectos, ya que ambos eran sustitutos relajantes del efecto ligeramente sedante de la cerveza a la hora de acostarse. También le entusiasmaba probar tés nuevos y se convirtió en una experta. Descubrir la clave para no tener sed de noche: beber más agua durante el día, le llevó más tiempo. Le sugerí que cada vez que pasara junto al recipiente de agua potable refrigerada, bebiera un vasito. Cuando los efectos empezaron a notarse, pasaba junto al recipiente más a menudo.

Los compromisos del trabajo suponían un problema más. No sólo estaba comiendo comida de avión (en realidad eso es una especie de contrasentido), sino que la comía además de cenar. Por lo visto comía cualquier cosa que las azafatas le pusieran delante: nueces rancias, carnes misteriosas, postres pringosos, (a que conoces a alguien que hace lo mismo) incluso si tenía programada una cena o un almuerzo de negocios poco después de aterrizar. Éste fue un elemento delictivo relativamente fácil de eliminar. Ella sabía que la comida de los aviones es un asco. ¿Por qué la comía? ¿Por aburrimiento? ¿Para pasar el rato? Bien, le aconsejé que comiera un pequeño sándwich antes de embarcar y que llevara una botella de té de hierbas frío, preparado la noche anterior. Lo bebía a sorbitos durante el vuelo escuchando un CD (no el hilo musical) y el tiempo pasaba sin sobresaltos; incluso logró dormir a bordo por primera vez en la vida. (Yo también lo hago; la clave consiste en beber mucho líquido para contrarrestar la sequedad del aire en el avión.)

El tercer elemento "delictivo" era un poco más complicado. Un par de veces a la semana, sobre todo los fines de semana, su cena consistía en un gran plato de pasta. Dijo que le parecía lo más fácil de preparar y era comida casera. Ahí hablaba su falta de experiencia. Es obvio que hay otras maneras de evitar la melancolía del domingo por la noche. Este problema requería una solución drástica: durante algún tiempo, nada de comer pasta en casa. Pero eso significaba encontrar algo cuya preparación resultara igual de sencilla y que la dejara satisfecha. Como era primavera, los mercados al aire libre de Nueva York eran una bendición del cielo. Le enseñé maneras sencillas y deliciosas de preparar remolacha, hinojo, brócoli y zanahorias aderezadas con hierbas picadas y jugo de limón. El sabor de las verduras frescas de temporada la deslumbró. Cualquiera que haya comido un tomate fresco y recién recogido atestiguará que, con un poco de sal y aceite de oliva, además de perejil o albahaca picadas, puede parecer una comida completa. Eligiendo a su ritmo y según su propio gusto, le resultó muy fácil comer más fruta y verdura. Gracias a una sencilla receta de pescado (página 108) —que como novata de la cocina nunca había intentado preparar— disfrutaba de un plato casero que habría parecido un lujo en cualquier restaurante. También encontró tiempo para caminar veinte minutos todos los días (desde el despacho a casa después del trabajo, ya que las mañanas no eran lo suyo). Normalmente hacía un único trasbordo, pero empezó a tomar el metro hasta el punto de trasbordo y volver a casa caminando desde allí.

En tres meses perdió cinco kilos y, dada su estatura, se notaba mucho. Y como los cambios logrados le gustaban, parecía improbable que recuperara los kilos perdidos. De hecho, tenía muchas ganas de descubrir nuevas maneras de perder los que le sobraban. Observé que se había comprado ropa nueva, que su confianza era mayor y que su rostro expresaba mayor felicidad. Otros también lo notaron.

Caroline pertenecía a la siguiente generación y la conocí en un seminario para directoras de empresa. Durante prácticamente toda la vida, su desayuno sólo había consistido en un par de cigarrillos y una taza de café con mucho azúcar. Esto también parecía una costumbre de universitaria, aunque hacía tiempo que Caroline había dejado de serlo. Ahora que ya no fumaba —tras intentarlo muchas veces y fracasar— por la mañana estaba muerta de hambre. Había aumentado cinco kilos durante el pasado año y parecía dispuesta a aceptarlo —aunque de mal humor— como una consecuencia inevitable de dejar el tabaco.

Su desayuno de no-fumadora no era mucho mejor: un vaso de jugo de naranja envasado (una inyección de puro azúcar), dos tazas de café con dos o más cucharaditas de azúcar por taza (en realidad, era azúcar con café) y dos biscottes (más azúcar). No sólo era demasiado dulce, además era aburrido. Las anotaciones de su diario también revelaron un gusto por las salsas pesadas, algo curioso dado el clima relativamente templado en el que vivíamos.

Por lo demás, no se alimentaba demasiado mal, aunque tenía un problema sumamente común: no consumía la cantidad necesaria de verdura, fruta y agua. Su alimento "delictivo" principal era el azúcar en diversas formas, tanto obvias como ocultas. Nunca dejaba de comer postre, una debilidad que comprendí perfectamente. Menos típica resultaba su pasión por el queso. Como ella y su marido habían viajado bastante, identificaba los quesos de buena calidad y apreciaba algunos quizá demasiado fuertes para un estadounidense medio. (Los alimentos delictivos son algo muy personal.) Pero las porciones que consumía eran excesivas. Éste es un caso en el que una pequeña balanza resulta práctica: setenta y cinco gramos es mucho mejor que doscientos veinticinco.

Modificar el desayuno no fue fácil. Algunos no pueden empezar el día sin café y ni tampoco beberlo sin azúcar. Pero a menudo es porque toman café de mala calidad: instantáneo, liofilizado o recalentado. Si el café está recién molido, necesita menos azúcar, pero no deja de suponer cierto esfuerzo de adaptación acostumbrarse a su sabor. Gracias a un molinillo pequeño y barato, sólo le llevaría treinta segundos más preparar un café estupendo y aromático; durante la tercera semana, Caroline logró reducir el azúcar a media cucharadita. Eliminó el jugo de naranja poco a poco —un tercio cada vez durante tres semanas— reemplazándolo por fruta unas horas después. Los biscottes se convirtieron en una rebanada de pan integral con un poco de mantequilla. (Quienes nunca pensarían en comer mantequilla con el desayuno ignoran hasta qué punto la más pequeña cantidad puede parecer un lujo.) Y para que aguantara hasta el almuerzo incluimos el yogur, al principio con una pequeña cantidad de la miel de acacia que le recomendé, pero pronto sin ella. Y claro, ahora el desayuno ya no significa esa sobredosis de azúcar, y se ha convertido en un ritual agradable que le ayuda a enfrentarse al día con mejor humor.

Los postres de restaurante suponían un reto para Caroline. Como muchos neoyorquinos cuyos hijos se han ido de casa, por comodidad ella y su marido comían fuera, y entre los platos del día siempre figuraba alguna dulce tentación. Afortunadamente era verano y comer fresas, cerezas, melones e higos no suponía un gran sacrificio, sobre todo si iban acompañados de un buen yogur, que era como los servían en el restaurante griego del barrio. Pero si se dejaba tentar por algún postre dulzón, no era necesario resistirse. Pedía una porción y lentamente saboreaba uno o dos bocados. El resto podía pasárselo a su marido o algún amigo.

La afición por las salsas pesadas era extraña. Un día, cuando comía en un restaurante parisino con un amigo, éste me explicó el motivo cuando me di cuenta de que le gustaban. Fumar causa estragos en las membranas mucosas olfativas y éstas tardan en recuperarse incluso después de dejar de fumar. Como los aromas se disuelven mejor en los platos grasos, éstos provocan una mayor satisfacción en las papilas gustativas, una vez que el componente olfativo del sabor ha disminuido. Así que para no privarla del sabor, durante un tiempo fue importante reducir estos platos grasos muy lentamente, y Caroline accedió una vez que comprendió el problema. El problema del olfato también explicaba el consumo excesivo de quesos fuertes. En Francia, cuando uno cena en casa de alguien, el queso es lo único que se puede rechazar sin parecer maleducado. Sin embargo, para el gusto de Caroline, eso era excederse en educación, de modo que redujo el consumo poco a poco. También empezó a cocinar con especias más picantes: cúrcuma, curry y guindilla, que su paladar y su olfato registraban con mayor facilidad. Con el tiempo, volvería a percibir los sabores más suaves.

Caroline vivía en un sexto piso, y empezó a subir y a bajar por las escaleras cuando no iba cargada y a dar un paseo de veinte minutos tres veces por semana. Aprender a moverse como una francesa típica no le costó ningún trabajo. En diez semanas perdió cinco kilos y medio y tuvo que admitir que lejos de percibir las carencias, sentía las gratificaciones. ¿Acaso a ti los cambios positivos en tu vida te parecen una privación?

El caso de Connie era un poco más complejo. Tenía veintitantos años y ninguna conciencia de lo que comía. Se había criado en un suburbio de la región central de Estados Unidos, donde iba de compras dos veces al mes, cuando su mamá llenaba el refrigerador, la despensa y sobre todo el congelador con provisiones para las dos semanas siguientes. Los comestibles sólo eran otros artículos de una lista de la compra que incluía papel higiénico y jabón. Cuando empezó a vivir sola, Connie compraba los mismos platos fuertes congelados en los que confiaba su mamá. La cena casera en casa de sus padres era un ritual del domingo, la única comida consumida *en famille*. Durante la semana, todos comían según su propio programa apretado (los padres eran abogados). La mamá de Connie disponía de algunas recetas que repetía una y otra vez. Representaban la comida hogareña, así que se convirtieron en lo único que Connie intentaba preparar cuando invitaba a algún amigo a su estudio. Por lo demás, sentía adoración por algunos típicos platos estadounidenses: hamburguesas, pizza, queso cheddar, lasagna Stouffer's. Siempre había galletas de supermercado y helados a mano, pero ni una verdura ni una fruta fresca. Y bebía refrescos, *encore* refrescos, *toujours* refrescos. Un panorama lamentable. El refrigerador estaba repleto de botellas de refrescos tamaño familiar, tanto normales como "light". Cuando no se llenaba el cuerpo de azúcar, bebía una horrorosa mezcla de productos químicos.

La conocí al principio de su carrera en Nueva York y era la primera vez que intentaba desesperadamente adelgazar unos siete kilos. Lo curioso es que no se sentía tan gorda vestida con su ropa de universitaria que, como quizá hayas notado, se ha vuelto mucho más atrevida durante los últimos cinco años. Sin embargo, cuando iba vestida más discreta y formal, nunca se sentía *soignée* (arreglada: reconozco que son mis palabras, no recuerdo las suyas). La conocí mientras trabajaba en un proyecto para otra empresa, y cuando la invité a almorzar, me observó evidentemente desconcertada al ver que comía de todo y bebía una copa de Veuve Clicquot. Cuando trajeron el café, dijo:

—¿Puedo hacerte una pregunta muy personal? —en un tono bastante conmovedor.

Ya sabía lo que iba a decir y la animé a hablar. Como muchas jóvenes, había intentado adelgazar mediante muchísimas dietas de privación, sin un éxito duradero. Durante su última aventura, que consistía en no comer carbohidratos, había consumido importantes cantidades de huevos, tocino y queso: algunos de sus alimentos predilectos. Al final, abandonaba cualquier dieta y el resultado siempre era el mismo: más ganas de comer huevos, tocino y queso. También había tratado—y fracasado—de quemar grasas haciendo gimnasia con aparatos. Alguien le dijo que si se pasaba una hora en el gimnasio, sus hábitos alimenticios no tendrían importancia. Connie acababa de pagar una cuota de tres meses para hacerse socia de un gimnasio, y con ello había gastado todo el dinero que le sobraba tras pagar el alquiler. Nunca deja de asombrarme que los estadounidenses estén dispuestos a sufrir en una máquina de *steps* durante horas, en vez de hacer algunos ajustes indoloros. Connie había perdido un kilo, pero su régimen diario en los aparatos era como una condena a trabajos forzados; abandonó a las pocas semanas y volvió a recuperar peso.

Le sugerí que regresara al gimnasio, puesto que lo había

pagado y quizá se aborrecería a sí misma si lo abandonaba por completo. Pero le aconsejé moderación: media hora de algún tipo de aeróbic tres veces a la semana, no más, y tampoco el mismo tipo de gimnasia todas las semanas. También tendría que cambiar algunos de sus hábitos alimenticios cuanto antes. Como estábamos en pleno invierno, la sopa de puerros mágica parecía imprescindible. Pensé que sería más duro para alguien acostumbrado a una dieta como la de Connie, pero una buena salida le levantaría la moral. El lunes siguiente por la mañana, había logrado lo que le supuso dos semanas de trabajos forzados en el gimnasio: un kilo —claro que en gran parte era líquido, pero al fin y al cabo era un kilo. Eso le levantó el ánimo, pero ocurrió algo aún más notable: había descubierto un placer nuevo.

—¡Es increíble lo deliciosos que son los puerros! ¡Me encantan! —dijo.

Hasta yo me sorprendí un poco. De hecho, mucho después del primer fin de semana de comer como una francesa, de vez en cuando Connie tomaba sopa de puerros al mediodía, y con gran placer.

Connie dijo que los primeros tres meses no supusieron casi ningún esfuerzo, que casi resultaron entretenidos. El tipo de cocina en el que la inicié fue una novedad deliciosamente divertida. El invierno es una temporada ideal para comer platos suculentos, y Connie disfrutó mucho con mi pollo al champagne, que además es fácil de preparar (página 188). Pero la fruta y las verduras también le parecían estupendas: le encantaban las peras en compota; ¡le parecía increíble que un postre sin grasa, cuya preparación sólo lleva entre ocho y diez minutos, pudiera ser tan exquisito! (Pon las peras en una cazuela con agua hirviendo, añade vino tinto, una pizca de canela y azúcar, y déjalas enfriar. Hay una receta en la página 123). Incluso las servía cuando tenía invitados, y a éstos les encantaron. Como comía cosas sumamente insulsas y calóricas, los cambios que realizó en su dieta tuvieron efectos instantáneos. Ateniéndose a las reglas, nunca se permitió sentir hambre; para obtener un máximo de satisfacción, el truco consiste en limitar los alimentos ricos en grasas a los tentempiés: puñados de nueces o trocitos de queso, nutritivos y saciantes. En cuanto a sus nuevas aventuras culinarias, eran mucho más bajas en grasas y sin embargo mucho más sabrosas: incluían sabores previamente desconocidos como anís o aceite de avellana en vez del de oliva con la ensalada). Así que ella, la afortunada, ni siquiera echó en falta las hamburguesas o las pizzas. Seguía consumiéndolas una o dos veces por semana cuando salía a comer fuera, pero dado que tenía presentes otras opciones, empezaron a parecerle demasiado aburridas para comerlas tan a menudo. Y con el tiempo aprendió a controlar el tamaño de las porciones, incluso de esos alimentos "delictivos", y el control se volvió automático. Después de un mes, dos porciones de pizza para el almuerzo —que antes era "lo habitual"— le parecían demasiado pesadas. Se fue desacostumbrando a los refrescos light y los remplazó por un poco de jugo de frutas frescas diluidas con agua mineral con gas. (A veces es más sano añadir algunas calorías en aras de la calidad.)

Connie tenía suerte debido a la facilidad con la que pudo eliminar los alimentos "delictivos" y sustituirlos por otros. Su caso demuestra la importancia de evaluarse a uno mismo como individuo en vez de hacer una dieta estándar. Todos tenemos virtudes y defectos. Lo que a ti puede resultarte relativamente fácil puede ser muy difícil para otros y viceversa. Y lo que te gusta a ti quizá no le guste a otro, o como dicen los franceses: *á chacun son gout!* (sobre gustos no hay nada escrito).

Una de las cosas que realmente atraían a Connie, a medida que desarrollaba su sentido por la comida, era la presentación. Durante el verano, trabajó para una empresa muy distinguida dedicada al catering, cuyas creaciones para las bodas y otros eventos no sólo tenían que ser deliciosas, sino que además debían tener un aspecto magnífico. Prestar atención al detalle resultó atractivo para la personalidad meticulosa de Connie y llegó a comprender qué significa la palabra *menu* para los franceses: no sólo una lista de opciones, sino una selección de pequeños platos. El orden en que consumimos los platos y la disposición de los alimentos pueden condicionar nuestra experiencia, sobre todo respecto a la sensación de lo que es una ración correcta. Comer un carpaccio de atún bien presentado puede resultar mucho más agradable que tomar la misma cantidad mal presentada. Esto forma parte de *les rites de la table* (rituales de la mesa) que comento en el siguiente capítulo.

Pasadas las primeras tres semanas, Connie había perdido dos kilos y estaba llena de energía renovada. También su humor se había modificado. Para el cuerpo de una mujer normal, dos kilos suponen una diferencia importante y a Connie la ropa dejó de quedarle estrecha. Inmediatamente quiso comprarse algo de una talla menor, pero la convencí de que esperara. Según mi experiencia, en poco tiempo podría llevar dos tallas menos.

ET ALORS?: PONERSE EN MARCHA

Tres ejemplos difícilmente significan una receta para el éxito. Pero de eso se trata: en esta estrategia para perder peso y gozar del bienestar *à la française* no hay recetas, sólo ingredientes. Como en la buena cocina, el resultado dependerá de lo que utilices y de tus gustos. Hay algunos elementos que se aplican en todos los casos: caminar un poco más y beber más agua, por ejemplo. Pero por lo demás, el enfoque es totalmente individual y en parte supone aprender equivocándose. La clave consiste en desarrollar tu intuición y descubrir tus alimentos "delictivos" y tus gustos, y adaptar cada uno en consecuencia y de forma gradual (considéralo como un voto a favor del ideal francoestadounidense de la libertad y en contra del régimen tiránico de las dietas con el objetivo de la misma talla para todos). Por este motivo, encontrar tu propio camino te llevará aproximadamente tres meses. Pero has de disfrutar del viaje. Tres meses de dieta estricta bastarían para aplastar el espíritu de cualquier mujer, pero tres meses dedicados a descubrir cosas nuevas y a un mayor conocimiento de tu cuerpo serán un regalo que te haces a ti misma, cuyos beneficios disfrutarás durante muchos años.

No juzgamos ni juzgaremos nuestros éxitos prestando una atención obsesiva a las calorías, los carbohidratos, las proteínas, las grasas, los lípidos, la glucosa u otras estructuras o unidades químicas. La mayoría de las francesas no son como madame Curie y leer sobre cosas semejantes las aburriría a muerte, y aún más aplicadas a la comida: uno de los aspectos sagrados de la vida. Recuerda que sólo has de acercarte a la báscula del baño de puntillas y de tanto en tanto, pero no todos los días. Juzga tu progreso a través de la vista y las manos, y déjate guiar por la ropa y el espejo. Y usa la balanza de cocina para aprender a distinguir entre las porciones de treinta y ciento cincuenta gramos, ¡ya sean de pescado, carne o postre, sobre todo los pasteles y las tartas!

Alcanzar un peso equilibrado (*bien dans ta peau*) es una progresión natural e intuitiva, una puesta a punto que incluye tanto el descubrimiento como la moderación.

Estoy encantada de informarte que años después, Connie está guapísima y podría aparecer en las páginas del *Vogue*. Caroline ha conservado el equilibrio, quizá pesa un kilo menos de lo que yo hubiera sugerido para ella, pero está conforme. ¿Y Camille? La perdí de vista y me pregunté varias veces cómo estará. Para empezar, era la que estaba menos contenta de las tres, con una excesiva dependencia de la comida como terapia y escudándose en lo hereditario. Pero si logró mantener su nuevo optimismo, apuesto a que ahora se encuentra perfectamente.

Una vez llegada a este punto, deberías disponer de suficientes estrategias para iniciar tu reestructuración, pero disponemos de muchas más. *Allons-y!* ¡Es hora de ponernos en marcha!

ENTR'ACTE:

ESTABILIZACIÓN: COMER PARA VIVIR

Manger bien et juste

(Comer bien y correctamente)

—Molière

Después de tres meses, deberías estar a mitad de camino de alcanzar tu peso ideal, y aún más lejos si tus metas de reestructuración son más modestas. Pero has de prestarte atención a ti misma: a tus ojos, tu cutis, tu estado de ánimo y sobre a todo a tu ropa: ellos te indicarán el camino recorrido. Si has alcanzado la meta —y la única que lo sabe eres tú— ¡te felicito! Estás preparada para la estabilización. No obstante, si te parece que todavía no has recorrido la mitad del camino, deberías prolongar el período de reestructuración por el tiempo que estimes conveniente. Una buena modista siempre querrá hacerte diversas pruebas y los cambios serán cada vez más sutiles. Si prosigues con la reestructuración, para seguir progresando podrías reducir el consumo de algunos alimentos. Pero siempre has de tener en cuenta la regla de oro: *Fais-toi plaisir* (disfruta); reduce lo que puedas *peu à peu*. Aunque hayas logrado reducir el consumo de algunas cosas hasta un nivel que hace tres meses te hubiera parecido poco realista (por ejemplo, sólo dos rebanadas de pan diarias), tu satisfacción quizá te permita reducirlo aún más (a una rebanada). La única manera de averiguar cuánto necesitas para estar satisfecha es la experimentación.

Suponiendo que la reestructuración haya tenido éxito, ahora podrás empezar a aumentar la cuota de las cosas que te gustan. Estás preparada para la estabilización. A su vez, ello depende exclusivamente del análisis de tu "beneficio costo-placer" personal, y de su comprensión. Puede que tras tres meses de comer postres menos calóricos te sientas virtuosa, como yo al seguir las indicaciones del doctor Milagro. A lo mejor quieras disfrutar de algo muy exquisito un poco más a menudo (no sólo los fines de semana). ¿Y sabes qué?: te lo has ganado. Los tres meses de progreso ininterrumpido indudablemente coincidirán con una consciencia mucho mayor de tu propia alimentación y apetito. Ahora estás más familiarizada con lo que te gusta y por qué te gusta. Así que según el principio del placer, una recompensa se limita a ser justa. ¿Significa eso necesariamente que dejarás de perder peso? *Pas du tout*, en absoluto. Si ocurriera, da marcha atrás y aumenta el nivel de reducción, y si fuera necesario incluso podrías dedicar un fin de semana a la dieta de los puerros mágicos. Pero si incrementas el consumo con la misma precaución que lo reduces, no te resultará difícil seguir adelgazando sin dejar de comer más a menudo lo que más te gusta. "La única manera de resistirse a la tentación es dejarse vencer por ella", dijo Oscar Wilde. Bueno, hasta cierto punto tenía razón. Comer es un placer sensual, de modo que pasados los tres meses a medida que nos estabilizamos, es natural que querramos algo un poco más excitante. ¿Cómo? Sólo se trata de desvestir a un santo para vestir a otro. Cuando añadas un lujo, compénsalo con la restricción correspondiente: camina media hora más al día siguiente, sáltate el cóctel, pasa la cesta del pan, etc. Al igual que has descubierto qué te da más placer, también habrás averiguado las compensaciones que funcionan mejor para ti. Conserva tu equilibrio una semana tras otra. Las francesas parecen conocer esta norma instintiva, pero como con cualquier truco de magia, sólo se trata de practicarlo. La clave para no dejar de perder peso supone que tus compensaciones sean un poco mayores que tus lujos. La costumbre francesa de "engañarse a uno mismo" permite maximizar la sensación de placer y si lo haces correctamente, las compensaciones te parecerán triviales en comparación con las pérdidas. Sin embargo, el efecto global es una sensación de satisfacción y nunca de privación. Para conservar un peso equilibrado has de usar el cerebro y, como coincidirían los *philosophes*, no podrías tener un aliado más poderoso que éste.

Pero no debo perderme en lo abstracto. La clave para seguir avanzando y comer de manera sana durante toda la vida reside en una comprensión más profunda de la sabiduría de las francesas. Has terminado el primer curso de francés para principiantes, es hora de pasar de nivel.

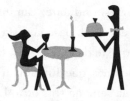

5

IL FAUT DES RITES

Todos los franceses están familiarizados con *El principito*, la obra de Saint-Exupéry. Se lee en una hora, pero está repleta de sabiduría imperecedera. En el libro, el zorro le dice al principito que *"Il faut des rites"* (necesitamos rituales). Los franceses saben perfectamente que los rituales sirven para otorgar significado a los diferentes aspectos de la vida, sobre todo los más esenciales: nacer, casarse, morir... y comer. Claro que existen rituales relacionados con las festividades, como la *galette des rois* (la rosca de Reyes) que se come el 6 de enero en conmemoración de la Epifanía. Pero también hay *rites quotidiens*, los rituales de la vida cotidiana a través de los cuales una cultura se define a sí misma, como *le pain quotidien*, "el pan nuestro de cada día", o la higiene diaria. Seamos o no conscientes de ello, dedicamos la mayor parte del día a llevar a cabo nuestros rituales cotidianos.

En un mundo donde todo cambia con una rapidez cada vez mayor, estos rituales son un marco de referencia, y además nos proporcionan consuelo y tranquilidad. También son básicos para nuestro bienestar y forman parte de nuestra programación cultural sobre lo que es bueno y correcto, y recogen nuestras normas y nuestros gustos. Los estadounidenses tienen algunos rituales gastronómicos estupendos. En realidad, ningún plato francés puede competir con una hamburguesa asada en una barbacoa un domingo de verano por la tarde. (De hecho, muchos franceses adoran las hamburguesas y los filetes; a algunos hasta les gustan las mazorcas de maíz, aunque en Francia no se suelen comer.) Pero según las normas europeas, Estados Unidos es un país relativamente joven y, al ser una nación de inmigrantes, sus pautas gastronómicas son mucho menos uniformes. Aunque estas múltiples influencias han producido resultados deliciosos, Estados Unidos aún ocupa un puesto rezagado con respecto al desarrollo de principios coherentes relacionados con la gastronomía, que sólo se alcanzan tras muchos años de historia. Entre las naciones europeas más antiguas, Francia se destaca por sus rituales gastronómicos. Hasta hace poco, era el único país en el que se generan agitados debates acerca de la gastronomía. La intensidad del debate aún provoca la sonrisa pícara de Edward, mi marido estadounidense. La calidad es una pasión, incluso puede ser una compulsión.

A finales del siglo XVIII, cuando la burguesía le cortó el paso a la aristocracia, nacieron *les arts de la table*: un nuevo código que regía desde la disposición de los comensales en la mesa hasta el principio de la armonía de los sabores y la presentación de los platos. La mesa se convirtió en un espectáculo. Los platos habituales recibieron sus nombres clásicos y a ello le siguió una ráfaga de innovación e imitación de moda. Pocos aprecian hasta qué punto nuestra cocina se parece a nuestra alta costura. Pese a nuestra insistencia acerca de la permanencia y la perfección de los clásicos, comer se convertiría en algo increíblemente aburrido si no lo sometiéramos a una renovación y una modificación constantes. Estos valores a menudo han desaparecido de los restaurantes franceses de Estados Unidos, en donde año tras año sirven los mismos platos típicos de la *cuisine bourgeoise* y del bistro. Cuando cenan fuera, los franceses lo disfrutan de una manera especial, sabiendo que lo que saborean hoy, quizá nunca más vuelva a aparecer en el menú. Consideran cada comida como algo especial, y tú también has de aprender a hacerlo.

Después de haber madurado durante siglos, por primera vez la cultura gastronómica francesa corre peligro a causa de la globalización. Debido a la aparición de restaurantes transnacionales de comida rápida en todas nuestras ciudades, cada vez resulta más difícil transmitir a nuestros hijos nuestros valores orgullosamente desarrollados a lo largo de los años. A veces, parecería que volvemos al Renacimiento, cuando comíamos con los dedos, nos servíamos los alimentos amontonados sin ningún tipo de miramiento en un recipiente común y hasta roíamos un hueso antes de pasárselo a otro comensal. Cierto, *j'exagère*, pero si hay algo que podría provocar una epidemia de obesidad como la que sufre Estados Unidos, tal vez se deba a la pérdida de los valores gastronómicos tradicionales. Por este motivo, debemos respetar y fomentar la tradición, por el bien de todos.

La comida francesa tradicional sigue consistiendo en tres platos, y a menudo incluye queso antes del postre. ¡En un restaurante de categoría no es extraño comer varios platos más! ¿Y por qué no engordan las francesas, ni tampoco los franceses? Porque hemos adaptado la manera tradicional de comer a la vida moderna, que supone un esfuerzo mucho menor. Ocasionalmente nos damos un festín, pero no lo hacemos de manera habitual. Comemos más platos, pero las porciones son menores. Y lo que es más importante: hasta cierto punto, incluso una comida normal incorpora la formalidad de la tradición.

En la sección dedicada a la reestructuración, preconicé la importancia de concentrarte en la comida y no comer viendo la tele, leyendo un libro, mientras conduces o en el metro. También sugerí que ciertas formalidades pueden aumentar el placer de la comida y hacer que comer menos tenga sentido. Ése es el poder de la presentación, que incluye la vajilla, las copas y los manteles. Comer a la luz de las velas también es un detalle placentero, aunque en realidad sea una tradición estadounidense que ahora se ha puesto de moda en Francia. Si el esfuerzo suplementario te parece una insensatez, es que no has comprendido el asunto: poner la mesa puede ser tan importante como preparar la comida. Centra la mente en lo que está por venir y estimula el apetito.

La palabra francesa *menu* no sólo significa "lista de platos" —que en Francia suele denominarse *la carte*— sino también "pequeño"; y utilizándola en relación con la comida, intentamos sugerir el sentido de las pequeñas porciones.

Esencialmente, la gastronomía francesa consiste en comer un poco de cosas distintas en vez de mucho de una o dos, que es exactamente lo contrario del sentido estadounidense de las porciones (recuerda los grandes platos de pasta de Camille). Pensemos en el plato francés. Una comida completa servida en un solo plato nos parece algo extraño, y un plato rebosante de comida, aún más. La disposición de los alimentos en el centro del plato forma parte del placer gastronómico francés. Cambiar de plato no sólo te obliga a concentrarte en lo que estás comiendo en ese momento, sino que te obliga a comer más lentamente, mejora la digestión y aumenta la satisfacción. Cuanto más rápido comas, más necesitarás comer. Si lavar un plato más te parece una molestia, ¿qué tal si lo comparas con el inconveniente de engordar?

Nuestras raciones tamaño *menu* son las que de vez en cuando nos permiten disfrutar de la alta cocina, incluidos los *amuse-bouche* (aperitivos), el primer plato, el plato principal, los quesos, el postre, los bizcochitos... ¡todo! Pero ¡ojo!: no se trata de comidas de la época de Luis XIV. Si los platos no fueran *menu*, nunca sobreviviríamos a ellos. Incluso tras una comida sumamente elaborada, los franceses se sienten satisfechos, nunca llenos.

Hoy en día, el almuerzo sigue siendo la comida principal de muchos franceses. Quizá a ti no te resulte práctico. Sin embargo, tres comidas diarias son imprescindibles para que el metabolismo corporal funcione a un ritmo regular. Tomar tentempiés en lugar de comer tres comidas suele ser un recurso poco útil que confunde a nuestro cuerpo y nuestra mente. Si por la mañana no tienes mucho apetito, no creas que bastará con un falso desayuno. Sólo conseguirás comer más de la cuenta la próxima vez. Conozco un montón de mujeres jóvenes que sólo toman un café para desayunar y no interrumpen el trabajo para almorzar (si es que logran evitar el café y los pasteles de las once), con miras a una cena abundante con los amigos. Quizá parezca que están compensando antes por placeres que disfrutarán después. De hecho, por regla general, el placer debería preceder a la compensación. En realidad las chicas de "una sola comida diaria" se están engañando a sí mismas, y de manera nefasta. A la hora de la cena están muertas de hambre, y a menudo la fiesta empieza con una "bebida coloreada": bebidas fuertes y jarabe azucarado (calorías vacías que embotan los sentidos. ¡Esos cócteles deberían llevar una advertencia de la Dirección General de Salud Pública!)

Después le sigue la típica comida de restaurante, con enormes raciones preparadas con todos los trucos de un mal chef: exceso de sal y grasa, y azúcar oculto en todas partes. ¿Que cuánto azúcar contienen? ¡Quién sabe! No podemos enviar la cena a un laboratorio para que la analicen. Ten mucho cuidado con la opción de comida para llevar, que también puede ser una misteriosa caja de sorpresas. Reserva las cenas fuera para ocasiones especiales y elige la calidad. Los buenos restaurantes son la excepción. Y si no, es preferible comer en casa. *Manger bien et juste*. ¡Has de saber qué comes y has de conocerte a ti misma!

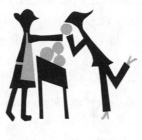

6

PRODUCTOS DE TEMPORADA Y CONDIMENTOS

LES FRAISES D'ANTAN: LAS FRESAS DE ANTAÑO

No se sirvieron fresas el primer Día de Acción de Gracias. Quizá grosellas silvestres de Nueva Inglaterra, pero fresas, no. Los primeros colonizadores de Estados Unidos consumían productos del lugar y de temporada, como nuestros abuelos y antepasados más remotos. ¿Tomates en diciembre? Tendrás que ir a América del Sur. Las conservas y la distribución masiva y global de los productos de temporada han hecho que nos hayamos acostumbrado a consumir todos los alimentos durante todo el año. Yo misma me he dejado seducir por el buen aspecto artificial de los productos de fuera de temporada, pero un bocado con sabor a cartón bastó para que tomara la servilleta y escupiera la incomestible falsificación. Nada es más insulso que un tomate de supermercado en invierno, pero en verano un auténtico ejemplar madurado en la tomatera es verdaderamente exquisito.

Existe un motivo para acompañar el pavo del Día de Acción de Gracias con pastel de calabaza, y no a las salchichas del 4 de julio. Consumir productos de temporada significa adaptar lo que comes a lo que está disponible en el mercado durante ciertos meses del año. Respetar el ritmo de las estaciones es fundamental para adaptar nuestro cuerpo a su propio equilibrio y cultivar el bienestar. En verano por ejemplo, es natural que nos agrade comer una ensalada con la más fresca de las lechugas y los tomates más aromáticos; las mazorcas frescas y las bayas suculentas nos deleitan... rebosan nutrientes pero también agua refrescante, que perdemos más rápidamente cuando hace calor. En otoño e invierno es natural que queramos consumir más calorías para conservar el calor y seguir activas. Necesitamos más proteínas y por suerte es cuando comienza la época de las ostras, los mariscos, las sopas calientes y suculentas y las legumbres secas; también consumimos más carne.

A fin de cuentas, para las francesas consumir productos de temporada supone la clave del placer psicológico que proporciona la comida: el placer que provoca la expectativa y el cambio, el placer de comer algo que sabemos que pronto desaparecerá y cuya existencia no podemos dar por eterna. Dicha conciencia más aguda de lo que nos llevamos a la boca es lo opuesto a la rutina, a comer de manera mecánica, que fomenta el aburrimiento y el aumento de peso. Los primeros cangrejos de la temporada son un lujo especial. Las primeras fresas pueden provocar un recuerdo precioso que nos remonte a temporadas pasadas. Y eso también se refiere a los platos que preparamos, no sólo a los productos. Escribo esta parte del libro en Nochebuena. Desde la ventana de nuestro apartamento en París se ve Mulot, la célebre pastelería, donde unas sesenta personas con paraguas hacen cola en la calle lluviosa, esperando hacerse con su *bûche de Noel*, el tronco de Navidad. Créeme, no les fastidia estar allí: *au contraire!* (podrías decir que eso sólo ocurre en Francia, y por desgracia tendrías razón). El tronco contiene mucha grasa, engorda y es delicioso... y ninguna francesa estaría dispuesta a renunciar a una o dos porciones. Sólo se consume algunos días por año y es una tradición de la que nadie se priva. Y cultivando el sentido del equilibrio, no es necesario privarse de nada.

AU MARCHÉ (EN EL MERCADO)

Ya sea en los pueblos franceses de provincia, en las ciudades o en el mismísimo París, ciertos días de la semana siempre hay camiones aparcados en las plazas de los barrios o en las calles. Esta furgoneta está repleta de productos frescos, lo mejor de la temporada, desde carne de caza hasta fruta y verduras, hierbas y especias. ¿Alguna vez has visto veintisiete variedades de olivas juntas? El día del mercado es una tradición que se remonta a muchos siglos atrás, antes de que Francia fuera Galia. ¿Por qué persiste en el siglo XXI, pese a que se han empezado a construir *hypermarchés* en Francia (supermercados que no tienen nada que envidiarle a cualquiera de los estadounidenses en cuanto al tamaño)? ¿Por qué gente de todas las profesiones y condiciones sociales le hacen frente al frío y al calor, la lluvia o los rayos del sol, para elegir entre tres variedades de habichuelas, siete clases de papas, panes de diversas formas, huevos de perdiz, gallinas de corral, jabalíes, cuarenta y tres variedades de quesos, innumerables cantidades de hierbas, pescados y por supuesto flores recién cortadas?

La palabra *artisanal*, que últimamente está empezando a abrirse paso en los restaurantes y mercados de Estados Unidos, ofrece una pista. La calidad artesanal siempre ha sido el núcleo de la gastronomía y la cultura francesas. Para las francesas es fundamental. Abarca tanto la manipulación como la producción: huevos puestos hace sólo unas horas, no hace meses, cuyas yemas no son de un color amarillo pálido, sino anaranjadas y sabrosas. Melocotones blancos recogidos temprano por la mañana, jugosos y destinados a conservarse durante sólo un día antes de marchitarse lentamente.

Faire son marché (ir al mercado) sigue siendo una institución francesa fundamental, que no desaparecerá pese a la proliferación de los hipermercados (hoy limitados por la ley, gracias a Dios). Es un acontecimiento social importante. Nos encontramos con nuestros vecinos, cambiamos impresiones y fundamentalmente, compartimos conocimiento con los granjeros, que acaban por reconocerte y en quienes acabas confiando. Es muy importante, porque en Francia nadie osa tocar la mercadería; más bien, los proveedores de confianza eligen los productos para ti, según cuándo quieras consumirlos, cómo y con qué. La conversación puede durar un rato y el siguiente cliente de la cola aguarda pacientemente, respetando la seriedad del tema comentado por su vecino.

Me encontraba en un puesto de frutas del mercado de Saint-Germain, planeando las comidas ante la inminente llegada de Edward que venía de Nueva York. Como si fuera una psicoanalista profesional, una maravillosa vendedora me hacía preguntas:

—*C'est pour ce soir?* (¿Son para esta noche?)

—Los melocotones blancos, sí, pero los amarillos son para mañana por la noche.

Los examinó y los eligió cuidadosamente. En general, compro lo necesario para esa misma noche, pero sabía que ese día seguiría en la oficina más allá de la hora de cierre del mercado, y quería preparar un melón (de Cavaillon) para Edward —una de sus frutas francesas predilectas— para su primer almuerzo en París, el sábado. Cuando le señalé los melones, me preguntó:

—*C'est pour quand?* —Se lo dije y empezó a pesar algunos, examinando los tallos y el aroma; después, tras descartar unos cuantos y quedarse con dos, dijo:

—*Dans ce cas, c'est celui-ci* —dijo, sonriendo con certeza.

Después de calcular que el de la izquierda recién estaría a punto el domingo, me ofreció el que sostenía en la mano derecha. Por supuesto que nunca guardo la fruta en el refrigerador, así que dejé el melón en una cesta sobre la encimera y me olvidé de él. El sábado por la mañana, excitada ante la expectativa de la llegada de Edward, me desperté envuelta en la más maravillosa de las fragancias. El melón gritaba "cómeme" y cuando Edward llegó del aeropuerto, fue imposible mantener el secreto. Se limitó a exclamar "¡Guau!" al pasar por la cocina.

Aunque en Nueva York mis visitas al mercado no suponen un evento tan intenso como en París o Provenza, no dejan de ser experiencias interesantes en las que entro en contacto con productos y personas; se puede ver y saborear lo que es de temporada y aprender a preparar los mejores productos. A todos los granjeros del mundo les gusta compartir recetas, y muchos de ellos, como los estadounidenses, no temen preguntar qué hacer con algún producto comestible, ya sea un pescado como la raya, flores de calabaza, acedera o chalotes (si no vives en Francia tienes cierta ventaja: el orgullo francés y el temor a parecer ignorantes nos refrenan, pero nunca se ha de ser discreta cuando se trata de obtener información sobre los alimentos). Hoy, la alegría que significa comprar en los mercados al aire libre se extiende por muchas ciudades de Estados Unidos, así como de Europa y América Latina. Es probable que haya un mercado cerca de tu hogar. El de Union Square de Nueva York, célebre en todo Estados Unidos, está abierto cuatro días a la semana. Y también hay muchos en el campo y, en vez de desaparecer, el tradicional puesto de granja prospera cada vez más, desde Long Island a Pennsylvania, de California a Wisconsin.

Una vez que has comprado la fruta y la verdura en un mercado al aire libre, por no hablar del pan, los huevos, los pollos y el pescado, te resultará difícil considerar que un supermercado es algo más que una mercería. Evidentemente, has de familiarizarte con el ritmo del mercado. En Francia los mercados funcionan todos los días, pero también hay otros que abren una vez a la semana. En Provenza, por ejemplo, los célebres mercados diarios se encuentran en las ciudades de Niza, Aix y Aviñón, mientras que en las más pequeñas hay uno semanal. Así que si es martes, será el de Vaison La Romaine; al día siguiente, el de Carpentras; después, Ménerbes, Saint Rémy de Provence, Uzès, etc. Seguirles el rastro no es un incordio, casi es un deporte divertido. El esfuerzo se ve compensado diez veces a la hora de cocinar. La mejor cocinera del mundo es incapaz de preparar una buena comida con ingredientes de mala calidad y hay que ser un desastre para convertir buenos ingredientes en mala comida. La mejor manera de preparar buenos alimentos de temporada es con sencillez; es difícil equivocarse utilizando ingredientes de buena calidad.

Durante los últimos veinte años, la cocina estadounidense ha dado pasos de gigante, gracias a un nuevo y conmovedor respeto por la *cuisine du terroir*: servir los mejores productos de la tierra en las mesas de los restaurantes y hogares. Los apóstoles estadounidenses de esta fe, como Alice Waters, fueron los primeros en llamar la atención sobre los ingredientes y los mercados, y hoy en día algo parecido a una revolución se ha puesto en marcha a medida que un número de estadounidenses cada vez mayor empieza a disfrutar del placer de cocinar.

Una de las diferencias entre Estados Unidos y Francia sigue siendo un poco paradójica. De algún modo, Estados Unidos, parangón de los valores igualitarios, tiene un sistema de clases gastronómico desconocido en Francia. El derecho y la oportunidad de disfrutar de los mejores productos de temporada parece ser monopolio de una élite. Fuera de ésta, la gran mayoría de la población ha sido obligada a aceptar alimentos insulsos, precocidos, tratados químicamente y generalmente con ingredientes artificiales, que gracias al embalaje y el márketing parecen saludables. No tengo ninguna duda de que con el tiempo, cualquier persona obligada a consumirlos engorda. En cambio, entre los franceses, el amor por los alimentos buenos y naturales es patrimonio de todos. Y no es que los productos de calidad sean baratos. En promedio, gastan una proporción mucho mayor de sus ingresos en alimentación, pero lo que para los estadounidenses es un lujo, para los franceses supone una necesidad. Por supuesto que no todos los lujos están al alcance de cualquiera (comer caviar Beluga como aperitivo no es un derecho universal), pero es cierto que los franceses apuestan por la buena calidad de los alimentos que consumen. Tampoco es necesario consumirlo todo en grandes cantidades. Más vale poco y bien que mucho y mal. La clave de cocinar bien, y por lo tanto de vivir bien, es utilizar los mejores ingredientes.

Una parte de vivir como una francesa supone buscar productos de calidad y pagar un poco más por ello, ya sea en un mercado al aire libre o al menos en una buena tienda de comestibles, abastecida con productos de mercado. Hoy esto está al alcance de un número de estadounidenses mucho mayor. Las francesas también tienen que ajustarse a un presupuesto, pero además saben valorar la calidad por encima de la cantidad.

Claro que también está la cuestión de la disponibilidad. Y aunque los mercados estadounidenses no han alcanzado el nivel de los franceses, son pocos los estadounidenses que no tienen acceso a productos de calidad, debido al lugar donde viven. Sin embargo, por todo el país están apareciendo nuevos mercados y tiendas de comestibles especializadas, y empieza a haber una gran demanda de productos ecológicos. Hay que tomarse la molestia de buscarlos. Y gracias a Internet, muchos alimentos de calidad que se encuentran a demasiada distancia para ir en automóvil (o mejor, a pie), sólo están a un clic del ratón.

CONDIMENTOS

En cualquier mercado francés encontrarás innumerables recipientes llenos de hierbas frescas, además de estantes repletos de hierbas secas y especias. En las ciudades grandes y pequeñas, las tiendas de comestibles (*épiceries*) disponen de una amplia variedad de especias. Aunque la comida francesa no es precisamente conocida por ser picante, las francesas no pueden prescindir de los condimentos. Bien utilizados, son la clave para "engañarte a ti misma", ya que proporcionan un mundo de sabores a recetas que de lo contrario requerirían más grasa para ser sabrosas. Al jugar con hierbas y especias, ten en cuenta que éstas últimas tienen un sabor más intenso. Procura convertirte en una aderezadora aventurera, pero aprende a ser audaz *peu à peu*. Un poco de cúrcuma da mucho de sí, pero recuerda que siempre podrás añadir un poco, pero nunca quitar.

Las hierbas más comunes de la cocina francesa son el perejil, la albahaca, el estragón, el tomillo, el perifollo, la mejorana, el orégano, el romero —con las que se aderezan sopas, carne, pescado, verduras y ensaladas— y la salvia, que no se suele usar con el pescado y las ensaladas pero que resulta excelente con la carne y las setas. Las hierbas se pican en el último momento para disfrutar al máximo de su sabor. Entre las especias, nos gustan el pimentón, la guindilla y cada vez más el curry y el jengibre, sobre todo con el pollo, la carne y las verduras. Por supuesto que la canela y la nuez moscada se utilizan principalmente en los postres, pero podrías espolvorear un poco de canela sobre el cordero, ya sea a la cazuela o asado, o añadir una pizca de nuez moscada a un plato de pollo con crema o a verduras como las zanahorias, habichuelas, calabazas o espinacas. (Lo inesperado puede resultar muy delicioso: Jean-Georges Vongerichten, el chef nacido en Alsacia, suscitó sorpresa en Nueva York cuando sazonó un helado con pimienta molida.)

La mostaza es un condimento muy versátil (compra la de mejor calidad; a nosotros nos gusta la de Dijon, Pommery y Meaux, y todas se encuentran fácilmente). Añadir un poco de mostaza a una sopa cremosa, una hamburguesa (en vez de ketchup), a platos de queso y de huevos, a los sándwiches (en vez de —o aún mejor que— la mayonesa), al aderezo de las ensaladas, a una salsa de pescado o a cualquier guiso, proporcionará un sabor distinto y sabores más complejos. Las hierbas frescas como la albahaca, la menta y el romero son ideales para la cocina veraniega, mientras que en otoño e invierno las hierbas secas combinadas con especias acentuarán el sabor de cualquier plato, desde el cordero hasta las compotas de fruta. Las especias ayudan a digerir los alimentos más pesados y refuerzan nuestro sistema inmunológico, que se ve más afectado en invierno. De modo que las usamos más generosamente durante los meses fríos. Tanto las hierbas como las especias ayudan a reducir el consumo de sal, que estimula la retención de líquido con el consiguiente aumento de peso. (¡Cuando queremos adelgazar, incluso una sensación pasajera de haber aumentado de peso puede resultar contraproducente!)

Como es de esperar, la calidad de los condimentos es *très important*. Por eso los franceses usan molinillos tanto para la pimienta como para la sal, y las muelen en el último momento para que suelten el sabor cuando es necesario. La sal marina, de sabor mucho más intenso que la normal de mesa, supone una gran diferencia. ¿Sabías que hay al menos una docena de pimientas diferentes? Hoy puedes cultivar tu propio jardín de especias sin ningún problema; algunos empresarios astutos incluso han creado jardines instantáneos: sólo has de añadir agua y en un par de semanas tendrás un huerto sobre la mesa. Aprende haciendo. Cuando estoy en la ciudad, cultivo variedades de perejil, tomillo, romero, menta, cebollino y albahaca en una maceta exterior, de finales de primavera a principios de otoño, cuando los traslado al interior a un lugar soleado. La albahaca no crece bien en el interior, así que a finales de verano lavo las hojas y las congelo en una bolsa de plástico, y también preparo una buena cantidad de pesto, que congelo en bandejas de hielo. Envuelvo cada cubito herméticamente y resultan muy prácticos en las frías noches de diciembre, ya que uno solo basta para preparar una salsa instantánea suficiente para una porción de pasta.

Me encanta el romero, de aroma acre y sabor característico. Lo uso tanto fresco como seco y es mi hierba preferida para preparar cordero o cualquier tipo de ave de corral. Aprendí a apreciar el romero de adolescente, en Provenza. Una de mis familiares tenía una maceta con romero en su habitación porque consideraba que el aroma era estimulante, purificante y reconfortante. Otros también han afirmado que tiene un efecto tranquilizador sobre el sistema nervioso. Si aspiras el aroma de una ramita de romero, comprenderás de qué hablan esos habitantes de la Provenza.

Experimenta con diversos condimentos y pronto descubrirás cuáles te gustan más. Han de estar en tu cocina, pero siempre has de mantenerte abierta a otras combinaciones de sabores. Algunos platos sencillos cambian mucho según cómo los condimentes. (En el capítulo siguiente aparecen ejemplos de ello.) Sólo recuerda que también en este caso, "menos es más". Una vez que hayas aprendido a saborear tu comida con atención, notarás la interacción de los ingredientes en mucho mayor medida que antes. Cuantos más sabores aprendas a identificar, tanto más compleja será tu apreciación de éstos. Y un paladar bien entrenado alcanza la satisfacción con mayor rapidez. Mantener el interés por lo que comes es fundamental para comer menos y perder peso.

Siempre añadimos nueces a las ensaladas y las espolvoreamos sobre el pescado o la carne, la pasta o el yogur, las tartas o los helados. Extraemos aceites aromáticos de ellas, que suponen una opción diferente al sagrado *huile d'olive*. Son sumamente nutritivas y pueden dar un toque delicioso y saludable a muchos platos, haciéndolos más sustanciosos gracias a la concentración de ácidos grasos insaturados. Por cierto, ¿sabías que las nueces son de temporada? Si alguna vez has comido avellanas o almendras frescas, lo comprenderás. Es perfectamente lógico si recuerdas que son frutos que crecen en árboles y arbustos. Los frutos secos me vuelven loca, y no me disculpo por ello; mis favoritos son las avellanas, las nueces y las almendras. Admito que una parte de su atractivo tiene su origen en mi infancia. En nuestro jardín crecían algunos avellanos (*noisette*) parecidos a grandes arbustos y un gran nogal (*noix*), y también había hileras de avellanos detrás de la casa de mi abuela en Alsacia. No hay nada como partir una nuez recién caída: el envoltorio delgado y marrón es muy flexible y fácil de quitar. El aroma y el sabor son indescriptibles, y bien distintos de las nueces que te sirven en el avión.

Años después, al visitar a unos amigos en Grecia, probé almendras frescas por primera vez (son aún más delicadas y tienen un toque dulce de lo más sensual). Cuando regresé a Francia, pegué un afiche de *L'Amandier en Fleurs* de Bonnard en la pared, para recordar aquella experiencia. En casa, en otoño, siempre había un bol con nueces frescas y después de la comida de los domingos, nos lo pasábamos antes de tomar el café. A los niños nos encantaba partirlas. (Si las conservas sin partir, mantendrán su sabor y también harán que comas menos, ya que tendrás que trabajar para consumir esas calorías.) *Mamie* empaquetaba puñados en diminutas bolsas de papel celofán, para comer durante el recreo de las diez en el patio de la escuela. Yvette, nuestra *nounou* (niñera), una joven encantadora prácticamente adoptada por mi familia, afirmaba que las nueces y otros alimentos saludables eran el motivo por el cual nuestras notas eran excelentes.

Un pequeño puñado de nueces crudas sin sal todavía es uno de mis tentempiés favoritos, a veces forma parte de un almuerzo y es un alimento de emergencia durante los viajes (el *en-cas*, que a menudo incluye unos frutos secos, sobre todo orejones, que conservo en mi bolso para la sala de embarque). Las nueces contienen abundantes ácidos grasos insaturados, además de ser una excelente fuente de vitamina E, ácido fólico, potasio, magnesio, zinc y otros minerales esenciales para la salud. Muchas personas no las toman porque creen que las nueces son un alimento rico en calorías y grasas, lo cual es cierto, así que cómelas con moderación: esas seis u ocho nueces (alrededor de 30 gramos) equivalen a unos 60 gramos de pollo, pero contienen muchos más nutrientes esenciales. Come un pequeño puñado y recoge los saludables beneficios. Saboréalas una a una.

La mayoría de las que venden en las tiendas hace meses que reposan en la estantería y a veces están rancias. En los aviones o las salas de embarque no son mucho mejores; a menudo contienen mucha sal para ocultar su sabor rancio. Conseguir nueces en estado óptimo puede ser una aventura. Después de mudarme a Nueva York, seguí visitando a mis padres en Francia de manera regular, y mi mamá siguió siendo mi principal proveedora. Siempre me llevo una gran bolsa de avellanas cuando vuelvo a Nueva York. Un año estaba preparando el almuerzo del Día de Acción de Gracias y tenía una maravillosa receta de pastel de calabaza que requería una base de nueces pacanas. Como no tenía, las reemplacé por avellanas frescas. Hasta el día de hoy, Edward, a quien le encanta el pastel de calabaza, afirma que es el mejor que ha comido nunca (una lección más acerca de los placeres proporcionados por un descubrimiento casual). Ahora encargo mis avellanas en Oregón justo después de la cosecha y creo que son las que más se parecen a las que comía de niña. Si no consigues avellanas frescas, al menos asegúrate de que no estén rancias. En las tiendas de alimentos naturales suelen disponer de las más frescas. Has de conservarlas en un frasco hermético y en un lugar oscuro (y por favor, no las guardes en el refrigerador).

TARTA DE CALABAZA CON AVELLANAS

Para 10 personas

INGREDIENTES

BASE:

⅔ taza de harina sin cernir

1 pizca de sal

1 cucharada de azúcar

6 cucharadas de mantequilla fría

1½ cucharadas de agua helada

RELLENO:

⅓ taza de avellanas molidas

¼ taza de azúcar moreno

2 cucharadas de mantequilla blanda

2 huevos, más 1 yema

1 taza de puré de calabaza

1 cucharada de harina

⅔ taza de azúcar moreno

¼ cucharadita de canela

¼ cucharadita de clavo molido

½ cucharadita de sal

1 taza de crema

1. Pon la harina, la sal y el azúcar en un bol y bátelos.

2. Corta la mantequilla fría en trocitos y añádela a la mezcla. Incorpora el agua y sigue batiendo durante 15 segundos. Si la masa está demasiado seca, añade agua gota a gota. La masa tiene que quedar ligera.

3. Envuelve la masa en papel parafinado y refrigérala 4 horas como mínimo, o toda la noche.

4. Precalienta el horno a 400° F. Estira la masa y ponla en un recipiente de aproximadamente 9 pulgadas (22 cm) de diámetro y 2 pulgadas (5 cm) de profundidad. Pincha la masa con un tenedor. Cubre el recipiente con papel de aluminio. Coloca frijoles secos o garbanzos sobre la masa y hornéala 10 minutos. Retírala del horno y quita el papel de aluminio y los frijoles secos.

5. Sube la temperatura del horno a 450° F. Prepara el relleno mezclando las avellanas, ¼ de taza de azúcar moreno y la mantequilla. Con esta masa rellena el recipiente con la base y hornéala 10 minutos.

6. Mezcla los huevos, la yema, el puré de calabaza, la harina, ⅔ taza de azúcar moreno, las especias, la sal y la crema. Vierte la mezcla en el recipiente. Baja la temperatura del horno a 325 °F y hornea durante 45 minutos.

7. Sirve la tarta a temperatura ambiente o fría. Puedes acompañarla con un poco de crema batida sin azúcar.

NOTA: PUEDES CONSERVAR LA TARTA UNOS DÍAS EN EL REFRIGERADOR, PERO SIEMPRE HAS DE RETIRARLA 15 MINUTOS ANTES DE SERVIR.

. . . .

Criarse en Francia significa comer mucha fruta, pero siempre de temporada. En mi familia solíamos hacerlo, sin duda. En el huerto crecían muchas fresas, un enorme cerezo cubierto de grandes y jugosas cerezas de dos colores, y uno pequeño que producía cerezas ácidas; junto a los muros de piedra y cerca de los nogales, crecían frambuesas y zarzamoras. En diversas parcelas había ruibarbos, cebollas, puerros, tomates y zanahorias junto a arbustos de *groseilles* (grosellas rojas) y variedades más grandes (como las *maquereaux*) destinadas a preparar jaleas y mermeladas.

Todos los años, antes de que finalizaran las clases, me dejaban celebrar una fiesta alrededor del gran cerezo. El jardinero nos vigilaba mientras mis amigos y yo nos trepábamos al árbol por turnos. Les llevaba cierta ventaja, dado que era yo quien tenía más práctica, pero algunos valientes se trepaban conmigo a las ramas más altas para recoger cerezas, que arrojábamos a los menos audaces. Al final, todos acabábamos con la boca manchada de rojo y violeta. A veces procuro olvidar que año tras año, siempre había alguien que comía demasiadas cerezas y que después lo pagaba con *un petit mal d'estomac*. Cuanto antes aprendas a ser moderado, mejor.

La temporada de las fresas significaba una cura de fresas. Siempre han sido mi fruta predilecta, y durante unas seis semanas eran el postre de todos los días, recogidas minutos antes de consumirlas. Mi padre sentía pasión por sus cultivos y en primavera todos le ayudábamos a poner paja alrededor de cada planta para que cuando los frutos verdes florecieran y hubieran absorbido el calor suficiente para madurar, se apoyaran en la paja y no en la tierra, así podíamos comerlos sin lavarlos. (Suponía un placer primitivo que al principio chocó a mi marido estadounidense debido a su elevado sentido de la higiene, pero acabó por acostumbrarse y jamás sufrió un dolor de estómago.)

Como las preparaban de manera muy diversa, nunca nos aburríamos de comer fresas durante las seis semanas que duraba la temporada: los lunes eran el día que mi mamá disponía de menos tiempo para preparar algo elaborado, así que al mediodía las comíamos directamente de un gran bol en el centro de la mesa. En su mayoría, los demás días comíamos *fraises à la crème*, algo que no te sirven en los restaurantes. Mi mamá aplastaba las fresas con un tenedor dejando que saliera el jugo rojo; tras añadir un poco de azúcar dejaba descansar la mezcla a temperatura ambiente hasta la hora de comer. Para entonces, el aroma resultaba irresistible y con sólo mezclarlas con un poco de *crème fraîche* se obtenía una deliciosa crema de color rosa (sólo pensarlo y se me hace agua la boca). Cuando las servían en los diminutos platos de postre de borde dorado (un truco para que una porción pequeña pareciera mayor) podías repetir y sentirte muy satisfecha.

Los domingos tocaba tarta, y mi mamá preparaba una *tarte aux fraises*. Después de llenar una cesta con ejemplares perfectos, todos del mismo tamaño, preparaba una deliciosa pasta brisa u hojaldre, la dejaba enfriar y la cubría de fresas con las puntas hacia arriba. Encima vertía un coulis de fresas y añadía *crème chantilly* (crema batida), su aspecto resultaba más bonito que cualquier postre de la más elegante de las pastelerías, absolutamente delicioso y con muchas menos calorías.

En invierno preparaba la misma receta con cerezas ácidas,

y aquel sabor ácido de la tarta nos encantaba. Lo que nos gustaba menos era tener que recogerlas, deshuesarlas y conservarlas (en botes de vidrio esterilizados), tarea que hacíamos algún domingo de verano por la noche, aunque mi mamá siempre se apresuraba a recordarnos cuánto disfrutaríamos comiendo tartas de cereza en invierno, cuando la fruta fresca escaseaba. (La fruta es uno de esos alimentos raros cuyo deleite fuera de temporada es un arte en sí mismo, y pocos saben preparar tan buenas conservas como las francesas). *Mamie* también preparaba otras recetas con cerezas ácidas: crudas (a las únicas que les gustaban crudas eran a las mujeres de la familia), en tartas, o la mejor de todas, el *baba au rhum* para el almuerzo del domingo: el postre favorito de mi padre. En vez de empapar la tarta con mucho ron, usaba el jugo de las cerezas en conserva y sólo añadía un chorro de ron para humedecer el *baba*. Antes de servir la tarta, vertía las cerezas del bote herméticamente cerrado en el hueco del gran *baba* horneado y después lo cubría de crema batida. Era un plato poco común, no habitualmente preparado en las casas y siempre exigido por nuestros invitados, que eran los únicos que tenían permiso para repetir.

En general, durante la temporada comíamos frambuesas y moras sin acompañamiento, pero eran tan abundantes que mi mamá siempre congelaba cierta cantidad (un método de conservación que no sirve para las fresas, pero que funciona perfectamente para la mayoría de los otros frutos rojos). Uno de nuestros postres invernales predilectos, que solíamos comer los domingos, era un flan de vainilla preparado por mi mamá cubierto de frutos rojos; el jugo caía por los costados y no sólo era un bonito espectáculo sino algo muy delicioso: el sabor espeso pero sutil del flan apenas endulzado contrastaba con la suave esponjosidad de los frutos descongelados y el perfumado coulis.

En cuanto a los otros frutos rojos, en Alsacia crecían en abundancia más allá del muro de nuestro jardín. Provista de un gran palo de madera que usaba como bastón en nuestros paseos por el bosque, mi abuela encabezaba las excursiones familiares. En el bosque detrás de su casa había un campo lleno de *myrtilles* (arándanos silvestres), que era su huerto secreto. Cada uno debía llenar un pequeño recipiente, pero yo me rezagaba intentando llenarme la boca. Mi abuela necesitaba muchas *myrtilles* para preparar una tarta, puesto que estos frutos diminutos no guardan ningún parecido con los del tamaño de una canica que se encuentran en Estados Unidos. También son notablemente más sabrosos, dulces y ácidos a la vez, pero también un poco picantes. A veces mi padre debía ayudarme a alcanzar mi cuota y compartía algunos de los frutos recogidos conmigo. Recuerdo mis intentos de describirle el sabor de las *myrtilles* a Edward. No supo lo que era hasta que, algunos años después, sufrió una especie de epifanía en la Auberge de l'Îll, un santuario gastronómico alsaciano donde de postre sirvieron la primera *tarte aux myrtilles* de la temporada. Ojalá tuviera una foto de su cara cuando la probó.

En gran parte del planeta, verano significa melocotones y melones, seguidos de peras y, en otoño, manzanas. En Francia parece existir una obsesión por los diversos tipos de ciruelas que aparecen desde finales del verano hasta el otoño. De hecho, se consumen alrededor de 20 millones de kilos anuales. En casa, la temporada empezaba al final del verano con *la mirabelle*, una variedad que sólo se cultiva en el este de Francia. Es un fruto pequeño, redondo, jugoso, dulce y amarillo del tamaño de un tomate cherry, con un aroma sutil parecido a la vainilla y la miel. Las usamos en tartas, salsas (como la salsa de manzana), conservas, sorbetes y *alcools blancs* (aguardientes): las bebidas destiladas transparentes y ardientes que mi abuelo solía beber después de una comida abundante para facilitar la digestión. Nos tomamos estas ciruelas tan en serio que existe una fiesta llamada *la fête de la Mirabelle*: se elige una reina que desfila por el pueblo, seguida de camiones cargados de ciruelas. Hay degustaciones organizadas que abarcan todo tipo de preparados. Y concursos. La receta de mi mamá era bastante buena, pero he de confesar que la mejor era la de *Tante* Berthe, y por eso jamás quiso revelarla. De adolescente logré descubrirla mientras la preparaba, pero me hizo prometer que mantendría el secreto *en famille*, de modo que no la incluyo aquí.

En Francia existe una variedad más común llamada *la quetsche*, la ciruela alargada y jugosa de color violeta y carne firme. En otoño preparo tartas con ellas. En Estados Unidos a menudo las llaman ciruelas italianas y se pueden congelar para consumirlas en invierno. Suelo usar las que están guardadas en el congelador para acompañar *panna cotta*, las natillas italianas. Preparar la *panna cotta* lleva unos cinco minutos (más cuatro horas en el refrigerador para cuajar) y otros cinco para cocer las ciruelas descongeladas en un poco de mantequilla y rociarlas con una mínima dosis de azúcar y canela, que complementarán el sabor y la textura de las natillas.

Finalmente, hay una variedad que como todo el año como parte de mi programa de bienestar personal. Llamadas *la prune d'Ente*, son unas ciruelas violetas utilizadas en el suroeste de Francia para preparar las célebres *pruneaux d'Agen*, o sea, ciruelas pasas de Agen. Edward solía burlarse de mí porque aún como dos ciruelas pasas para el desayuno algunas veces a la semana: le parece demasiado poco glamoroso para ser una costumbre francesa. Pero las ciruelas pasas están repletas de vitaminas y contienen mucha fibra, por supuesto: son un laxante suave lleno de potasio, calcio y magnesio. Las francesas las consideran el alimento desintoxicante ideal; purifican el cuerpo y aportan oligoelementos, así que debemos acostumbrar a los niños a consumirlas. Son buenas para todo el mundo, no sólo para los ancianos.

Si hablamos acerca de las preferencias de los franceses en cuanto a las frutas no podemos obviar el limón. Si alguna vez has tomado una *boisson* (copa) con una francesa en una soleada cafetería al aire libre, sabrás que a menudo optará por un *citron pressé* antes (o en vez de) un expresso o un agua mineral. Básicamente, consiste en jugo de limón con agua fría o caliente (sin azúcar, por favor). También nos gusta una bebida que tomamos prestada de los italianos: el *canarino*, que es la peladura de un limón fresco infusionada como si fuera té. Adquirir el gusto por el limón es una excelente costumbre estabilizadora.

La cantidad de fruta que se consume supone una de las diferencias más elocuentes entre las pautas alimentarias francesas y las de Estados Unidos y de muchos otros países. Demasiadas mujeres en el mundo, sobre todo en las grandes ciudades, comen demasiada poca fruta, si es que la comen, ¿y quién puede culparlas teniendo en cuenta su dependencia del supermercado, con sus productos insulsos, verdes, encerados y expuestos en las estanterías? La fruta es un alimento francés básico, y has de convertirlo en un alimento básico propio. Y no hay excusas, puesto que es el único alimento fácil de comer que no requiere ninguna preparación. Sólo has de saber qué fruta está disponible cada temporada, y cuándo y qué puedes poner en conserva y congelar. Una de las mejores maneras de aumentar la calidad es acudir una vez a la semana a un lugar donde vendan buenos productos. Si logras llegar hasta el mercado, te procurarás uno de los mayores placeres posibles para un gourmet.

TARTA DE CIRUELA SIN MASA (CLAFOUTIS)

Para 4 porciones

Claro que cualquier tarta de frutas clásica resulta más sustanciosa preparada con masa. Pero como me demostró el doctor Milagro, la versión sin harina, correctamente condimentada, puede resultar un lujo pero con muchas menos calorías. Una buena manera de contrarrestar la ausencia de masa es acompañarla con una diminuta porción de helado. A menudo preparo este postre en casa cuando quiero compensar el alto contenido en grasas de un plato e introducir algunos nutrientes que aporta la fruta y un poco de fibra. También supone un truco para preparar ciruelas un poco verdes: una cocción breve y un poco de azúcar suponen una gran diferencia. Se puede preparar la misma receta con cerezas, manzanas, peras o higos.

1. Lava las ciruelas y córtalas en cuartos. Cúbrelas con el jugo de limón y déjalas macerar durante 10 minutos.

2. Mezcla el azúcar con la canela. Calienta la mantequilla en una cacerola antiadherente y añade las ciruelas. Espolvoréalas con la mezcla de azúcar y canela.

3. Hiérvelas a fuego suave hasta que se hayan ablandado un poco (lo mejor es que estén un poco "al dente"). Sírvelas a temperatura ambiente, con o sin helado.

INGREDIENTES

12 ciruelas

1 cucharada de jugo de limón

1 cucharada de azúcar

¼ cucharadita de canela

1 cucharadita de mantequilla

· ·

BATIDO DE ARÁNDANOS (*BLUEBERRIES*, EN INGLÉS; PUEDES REEMPLAZARLOS POR FRESAS)

Para 4 porciones

Esta bebida versátil y muy saludable, especialmente rica en antioxidantes, puede ser el elemento principal de tu almuerzo; puedes tomarla como tentempié o incluso para el desayuno (aunque yo prefiero empezar el día con algo más consistente y equilibrado). Además sirve como postre consistente acompañada de una galleta o un pastel caliente. Lo descubrí de niña, en casa de mi abuela en Alsacia, donde recogíamos muchos más arándanos silvestres en el bosque de los que podíamos comer. Los arándanos se pueden congelar perfectamente. Hoy compro muchos kilos de arándanos en el mercado cuando están en plena temporada y los congelo de inmediato. También puedes comprar arándanos u otras frutas rojas (frambuesas, por ejemplo en la sección de congelados del supermercado o en otras tiendas especializadas. Voilà: dispongo de arándanos todo el año. La siguiente bebida, una versión antigua del batido actual (rien de nouveau sous le soleil: no hay nada nuevo bajo el sol) *incluye una pequeña sorpresa.*

INGREDIENTES

360 gramos (12 onzas) de arándanos congelados

2 cucharadas de jugo de limón

2 cucharadas de miel

2¼ tazas de leche semi-descremada

una pizca de cardamomo molido

1. Saca los arándanos del congelador media hora antes de usarlos.

2. Mézclalos en una batidora con el jugo de limón, la miel y la leche. Espolvorea la bebida con una pizca de cardamomo antes de servir.

El ingrediente de la cocina provenzal por antonomasia también se conoce como *la pomme d'amour*: la manzana del amor. El tomate, como sabe cualquier escolar, es un fruto. Y a menos que se consuman cocidos, recomiendo comerlos en temporada. En invierno, cuando no hay, lo que más ansío es comer un auténtico tomate. Pero eso sólo los vuelve más apetecibles. No te dejes tentar únicamente por un buen aspecto. Espera que llegue la temporada.

Sobrellevo la temporada baja con selectos tomates cherry (los hay buenos todo el año) y limito mi cura de tomate a algunos meses de verano, comprando grandes ejemplares de Nueva Jersey y otras excelentes variedades locales en el mercado de Union Square; en verano se pueden conseguir buenos tomates en todo Estados Unidos. Además, son ricos en vitaminas A y C, y una buena fuente de ácido fólico, potasio y otros nutrientes saludables.

Recuerda que excepto la variedad amarilla poco común (una bonita variante visual en cualquier receta de tomates), los tomates maduros son de color rojo brillante. Pero un buen color no supone una prueba suficiente por sí misma. Si no tienen ningún aroma, están verdes. Nunca los metas en el refrigerador si quieres disfrutar de todo su sabor natural. Déjalos en la encimera y lávalos justo antes de utilizarlos. En invierno, el puré de tomate sirve para espesar y endulzar cualquier salsa.

ENSALADA DE TOMATE CON QUESO DE CABRA

Para 4 personas

Aunque en Francia también se encuentran tomates durante todo el año, los de temporada —de junio a septiembre— son los mejores. En verano, mi familia comía tomates al menos dos veces por semana, aunque generalmente lo hacían tres o cuatro veces, preparados de diversas maneras o bien crudos, para disfrutar de todo su sabor. En esta receta, añadir un poco de queso supone enriquecer el plato, lo que también significa que podemos reducir o suprimir la porción de carne o pescado que hubiéramos tomado después. En casa casi siempre disponíamos de un poco de queso fresco de cabra comprado en una granja de la vecindad, pero se puede utilizar mozzarella como en Italia, o feta como en Grecia.

INGREDIENTES

Lechuga variada, alrededor de 1 taza por persona

4 tomates grandes, lavados y cortados en rodajas

ALIÑO:

2 cucharadas de chalotas picadas

1 cucharadita de mostaza

2 cucharadas de vinagre

6 cucharadas de aceite de oliva

8 onzas (225 gramos) de queso de cabra fresco

Sal y pimienta recién molida

4 cucharadas de perejil (o albahaca) ¡picados en el último momento!

1. Pon una capa de lechuga variada en cada plato. Cúbrela con rodajas de tomate. Ponle abundante sal.

2. Emulsiona los ingredientes del aliño.

3. Espolvorea el tomate con el queso de cabra desmenuzado.

4. Salpimenta a gusto. Vierte el aliño por encima. Añade el perejil picado. Sírvelo acompañado de una rodaja de pan rústico.

No cabe duda de que los franceses comen muchas más setas, tanto en cantidad total como en variedad, que los estadounidenses. La gente se entusiasma cuando llega el otoño y cada vez hay más setas frescas en el mercado. En los menús de los restaurantes de categoría los platos de setas ocupan un lugar destacado, y a menudo presentan un menú degustación donde sólo hay setas.

En una época, buscar setas era una sencilla tarea de temporada en la zona agraria y boscosa de Francia. Uno de los inapreciables encantos de recoger setas silvestres es el aroma de los campos y el *sous-bois* (sotobosque). De niña, partíamos inmediatamente después del desayuno y el rocío aún cubría todas las hojas. El aroma a hojas mojadas era misterioso y cautivador (incluso hoy, sólo logro evocarlo al saborear algunos vinos tintos y champagnes, u olfateando cierto tipo de tabaco). Cuando veíamos una seta y no estábamos seguros de que fuera comestible, se la llevábamos a mi abuela, que era una experta; otros recurrían al farmacéutico. (Hay que reconocer que aparentemente, sólo los buscadores de setas menos experimentados —y los más experimentados— mueren por intoxicación: los demás no somos tan audaces.)

En Estados Unidos hay setas disponibles durante todo el año. Me refiero a los champiñones cultivados industrialmente. Los conoces: son blancos, de aspecto perfecto y cabeza redondeada. ¿Podrías comer algo peor que estos clones? Sin embargo las setas de mal aspecto son mucho más sabrosas y las recién recogidas son indescriptiblemente exquisitas. Hay setas de buena calidad en las tiendas especializadas (donde algunas pueden resultar espantosamente caras) y en los mercados al aire libre (donde tampoco son baratas). Pero cuando compras setas, deberías hacer de tripas corazón y pagar el precio exigido. Evita el supermercado y considera las setas como un lujo especial cuando puedas permitírtelo.

Grandmére también era una experta en cuanto a su conservación, y le enseñó a mi mamá cómo secarlas y también a conservarlas esterilizándolas. Una seta seca de buena calidad es mejor que una fresca de mala calidad. Pero no hay nada mejor que una buena seta fresca y, entre éstas, las mejores son las silvestres. Las *chanterelles* (rovellones o níscalos), también llamadas girolles (anaranjadas), y las *trompettes de la mort* (negras) acompañaban muchos platos en primavera, sobre todo los de ternera, conejo y caza. Nuestra receta predilecta era la más sencilla: *fricassée de champignons sauvages* (guiso de setas silvestres). Las setas se limpian sin lavarlas, sólo con un trapo seco y un cuchillo. Se pone un poco de aceite y mantequilla en una sartén y, cuando está muy caliente, se fríen las setas con algunas chalotas finamente picadas, jugo de limón, perejil, sal y pimienta. Considero que ese aperitivo, acompañado de una copa de champagne, es una de las mejores combinaciones posibles. Muchos años después descubrí ese plato en "Les Crayères", el mejor restaurante de Reims, y confirmó la intuición de mi abuela relacionada con el vino y la comida. Más adelante, una amiga italiana me pasó una receta de tarta de setas con queso mascarpone y parmesano que también es excelente acompañada de champagne.

Hace miles de años que la gente come setas; los antiguos chinos las adoraban y tomaron nota de sus beneficios probióticos. Aunque las variedades cultivadas han aumentado mucho, aún no hemos resuelto el misterio del cultivo perfecto. De modo que si estás cerca de un prado o un bosque donde puedes recogerlas (acompañada de alguien que las conozca a fondo), considérate afortunada. Pese a su sabor y textura maravillosos casi no contienen grasas, azúcar o sal; además, son una buena fuente de fibra y contienen más proteínas que la mayoría de las verduras frescas. Están repletas de vitaminas, en especial las del grupo B, pero éstas se pierden si cueces las setas en agua hirviendo, así que considera la posibilidad de consumirlas crudas (aliñadas con aceite), algo que parece casi inconcebible con las setas de supermercado. Todos deberíamos comer setas de manera regular: crudas o cocidas, por no hablar de rellenas.

EL SALMÓN Y OTROS SERES QUE NADAN

Si eres relativamente joven y vives en una ciudad, quizá creas que prácticamente todas las variedades de pescado están disponibles durante todo el año, sobre todo el salmón. Lo verás por todas partes, y ahora más que nunca tras ser promocionado como un aliado de la salud, que cura desde las enfermedades del corazón hasta las arrugas. Todos hemos oído que, entre otros beneficios, y debido a su extraordinaria concentración de ácidos no saturados, comer salmón reduce la tensión, baja el colesterol y los triglicéridos, dilata las arterias, regula el ritmo cardíaco y es anticancerígeno. Pero, ¿recuerdas esas películas donde aparecen los salmones nadando heroicamente contra corriente en primavera para desovar y la mayoría muriendo en el intento? El salmón auténtico es un alimento de temporada.

Para satisfacer la demanda cada vez mayor y de todo el año, hoy la mayor parte de los salmones proviene de grandes piscifactorías que generan una gran presión sobre el medio ambiente, además de producir ejemplares relativamente pobres en los nutrientes que los convirtieron en un alimento milagroso. He pescado salmones en Alaska y he comido lo que pesqué para el almuerzo. No hay comparación entre el color y el sabor de lo que pasa por ser salmón y el salmón silvestre autóctono, que en casi todo Estados Unidos hoy cuesta alrededor del doble. Esto se limita a ser una cuestión de oferta y demanda: no hay bastante salmón de buena calidad. No obstante, no cabe duda de que menos es más en cuanto al salmón se refiere. Aunque pierde un poco de sabor y textura, es mucho mejor comprar salmón silvestre congelado (de Alaska, o en todo caso del Pacífico, disponible en abundancia a finales de primavera en el hemisferio norte, pero en menor cantidad en otras zonas durante todo el año, sobre todo porque la variedad silvestre recorre los océanos), que comprar los de piscifactoría.

En Francia casi no hay restaurantes en los que el salmón no aparezca en el menú; antes de la existencia de las piscifactorías, provenía de Noruega o Escocia (que aún es la variedad preferida por el gourmet europeo). La manera más común de presentarlo es en forma de *saumon fumé* (ahumado), ideal como aperitivo en cenas o cócteles porque no requiere preparación. Salmón ahumado sobre una tostada acompañado de una copa de champagne es un clásico (como es graso y salado, funciona maravillosamente con la acidez del champagne). El salmón es tan versátil que combina perfectamente con cualquier otro sabor: prueba algunos gramos de buen salmón, ahumado, crudo o cocido (caliente o frío) con papas, arroz, puerros, hinojo... o cualquiera de tus verduras predilectas. El sabor del salmón mejora con el eneldo, la albahaca, el comino, las alcaparras, el limón y muchas otras especias. Prepara salmón con salsa de acedera, un plato sencillo pero elegante para hacer en casa. Pero en cuanto a la sencillez, nada supera el *Saumon à l'Unilateral*, que siempre sirvo para salir de un apuro porque prepararlo sólo lleva seis minutos.

Mi tío Charles era el propietario de un hotel-balneario, y cuando apareció la nouvelle cuisine, me enseñó métodos sencillos e infalibles para comer liviano pero sabroso. Solía preparar este plato para sus huéspedes más difíciles. Pagaban por una "cura", pero tendían a darse lujos porque consideraban que estaban de vacaciones.

Supuso una lección útil, porque nadie quiere pagar por las privaciones. Mi tío decidió que este plato increíblemente sencillo y saludable era una buena solución para quienes insistían en rematar la comida con una *omelette norvégienne* (crêpe noruega), que prácticamente es el postre helado más opulento de toda Francia.

SAUMON A L'UNILATERAL
(COCIDO DE UN SOLO LADO)

Para 4 personas

INGREDIENTES

4 trozos de salmón silvestre de unas 4 onzas (120 gramos) de peso cada uno

1 cucharada de jugo de limón

½ cucharadita de sal gruesa

1. Calienta una sartén antiadherente. Pon el salmón en la sartén con la piel hacia abajo, vierte el jugo de limón sobre el salmón, añade la sal y cuécelo durante unos 6 minutos a fuego medio hasta que la piel esté crujiente. (Corta una rodaja para determinar si ha alcanzado el grado de cocción que deseas, más bien poco hecho por ejemplo, es decir rosado en el centro: así conservará gran parte de su sabor natural.)

2. Sírvelo inmediatamente. Si quieres, puedes condimentarlo con un chorrito de aceite de oliva extra virgen y una ramita de tomillo fresco.

. . . .

Cuando no hay salmón, siempre hay otros pescados. Todos los fines de semana voy a la pescadería del mercado de Union Square y compro raya (*skate*, en inglés) o atún fresco. Los mejores chefs de Nueva York acuden aquí, o se dirigen directamente al mercado de pescado al por mayor. Hay que reconocer que el mercado de pescado —y hay uno en cada ciudad portuaria— no supone un paseo por el jardín botánico. Pocos no profesionales dispondrán del tiempo y las ganas de visitarlo, pero intenta acudir alguna vez para apreciar la diferencia. Por una parte, el pescado fresco no huele mal. Si eres capaz de distinguir la calidad, puedes encontrarlo en una buena pescadería. El buen pescado es lo más fácil del mundo de preparar y supone un ahorro de tiempo.

Me encantan las vieiras, esos medallones carnosos cuya temporada normal se extiende aproximadamente de finales de octubre o principios de noviembre a marzo. Ésa es la única época en la que la mayoría de los restaurantes de Bretaña —la meca francesa de los mariscos— las sirven. Las vieiras son especialmente populares a finales de año, como me recordaron un noviembre en Benoît, mi bistro parisino favorito. Es uno de esos lugares donde todo es *comme il faut*, perfecto, pero sin embargo me dirigí al avezado camarero y le pregunté lo siguiente:

—¿Qué plato me recomienda hoy?

—¡Madame —contestó, como si le diera pena— las vieiras, por supuesto! —Tenía razón.

Comer ostras es otra experiencia gastronómica singular. No se aproximan al precio del caviar ni por asomo, pero en el siglo XXI, de algún modo representan la más absoluta sofisticación (en el XIX eran baratas, vulgares y poco elegantes). ¿Y qué podría ser más fácil de servir? Fue Escoffier, el legendario chef francés, quien a principios del siglo XX introdujo la costumbre de presentarlas sobre un lecho de hielo picado y las conchas servían para conservar su jugo salado y delicioso. Un chorrito de limón y un poco de pimienta molida son un estupendo complemento para su sabor natural. Y aunque las ostras son algo a lo que se le va tomando el gusto con el tiempo, una vez que las has probado quizá te conviertas en adicta a la sensación de esa cosa suave y gris con sabor a mar que se desliza por tu garganta. No es casualidad que los hedonistas comparen el consumo de ostras con la seducción. Y algunos añadieron que el auténtico deleite sensual aumenta si observas a otro saboreándolas contigo.

A mi marido le gusta describir nuestro primer viaje a Bretaña, que hicimos poco después de casados. Para él, lo importante era el paisaje, el mar, el parecido con Inglaterra, la arquitectura y la historia. A mí también me interesaban, pero la verdad es que tenía más ganas de probar los mejillones, las ostras, los crêpes y la maravillosa variedad de galletas de Bretaña. Al principio nos albergamos en una *auberge* (posada) pequeña y bonita cerca del mar, para visitar los criaderos de ostras. Las servían de a una docena en una pequeña tienda de los alrededores y aunque era temprano para almorzar, no pudimos resistirnos. Nos sentamos —no había nadie más— pedimos y lo próximo que recuerdo es la risa de Edward. Yo tenía la vista clavada en el plato y había perdido la conciencia de estar allí con otra persona, hechizada por el aroma del agua de mar y sus preciosos frutos. Mientras me dedicaba a tragar esos bocados pequeños y consistentes, Edward dijo que era la primera vez que veía a alguien "experimentando" ostras de esa manera. Y sólo íbamos por la segunda docena.

Al día siguiente, le mostré cómo comemos los mejillones: no necesitas un tenedor, sólo has de usar las dos primeras cáscaras vacías para extraer cada mejillón. Acompañados de un par de copas de vino Muscadet, disfrutábamos de unos almuerzos estupendos, bajos en calorías, ricos en minerales y vitaminas. Las ostras también pueden formar el elemento principal de una comida sorprendentemente equilibrada, ya que contienen proteínas, carbohidratos y muy poca grasa (por no hablar de las abundantes vitaminas y minerales). Siempre me sorprende que media docena de ostras sólo contengan sesenta o setenta calorías. Al igual que un gran amor, te ofrecen mucho, siempre nuevo y nunca aburrido. Cuando estamos en París, acudimos a los lugares como Le Dôme, donde las sirven muy bien preparadas. Hoy en día se encuentran muchas variedades de ostras en los bares de Estados Unidos. Gracias a un buen cultivo, que satisface una demanda constante pero no exagerada, la temporada es bastante larga: prácticamente hay ostras todo el año, pero alcanza su punto máximo en otoño e invierno. (La regla acerca de los meses que incluyen la "R" proviene de los días anteriores a los refrigeradores. Sin embargo, has de ser precavida durante los meses de verano.) Para nosotros los franceses, las ostras forman parte de uno de nuestros rituales de fin de año. Si visitas un mercado francés durante la Navidad y sobre todo en Noche Vieja, verás innumerables cajas llenas de ostras, destinadas a satisfacer a todos los estómagos sofisticados del país.

ELABORAR UN MENÚ COMPLETO

Planificar un menú de temporada se vuelve sencillo una vez que has aprendido cuáles son los mejores productos y cuándo aparecen en el mercado, y después los emparejas con tus sabores favoritos. Los siguientes son algunos ejemplos de menús especialmente idóneos para la estabilización. Cuando la hayas superado, podrás incorporar ingredientes más grasos: por ejemplo un *clafoutis* preparado con masa.

• *Menu du jour* de primavera •

Desayuno

Yogur

Cereales con fresas

Una rebanada de pan integral o de seis cereales

Café o té

Almuerzo

Tarta de espárragos (véase página 113)

Ensalada verde

Clafoutis de cerezas sin masa (véase receta del *Clafoutis* de ciruelas, página 99)

Bebida sin calorías

Cena

Sopa de arvejas

Chuletas de cordero a la parrilla (página 114)

Coliflor gratinada (página 115)

Compota de ruibarbo

Una copa de vino tinto

TARTA DE ESPÁRRAGOS

Para 4 personas

1. Elimina los extremos de los tallos (unos 5 cm o 2 pulgadas), pela los espárragos y hiérvelos 5 minutos en agua salada. Escúrrelos y déjalos enfriar. Corta en trozos de unos 5 cm (2 a 3 pulgadas).

2. Fríe el tocino en una sartén antiadherente hasta que esté crujiente. Escúrrelo sobre un trozo de rollo de cocina.

3. Mezcla los huevos, la leche, la crema y la mitad del perifollo. Condimenta con sal y pimienta. Precalienta el horno a 350°F. Vierte la mezcla en un recipiente de unas 9 pulgadas (22 cm) de diámetro y 2 pulgadas (5 cm) de profundidad. Cúbrela con los trozos de espárragos y el tocino. Hornea la tarta durante 15 a 20 minutos, hasta que la mezcla cuaje, pero no la dejes secar. Sírvela de inmediato, decorada con el resto del perifollo.

INGREDIENTES

16 espárragos

4 onzas (120 gramos) de tocino, picado grueso

8 huevos

2 tazas de leche

1 taza de crema espesa

8 ramitas de perifollo fresco picado

Sal y pimienta recién molida

NOTA: EN VEZ DE TOCINO, PUEDES UTILIZAR CANGREJO FRESCO O EN LATA.

EN VEZ DE PERIFOLLO, PUEDES USAR PEREJIL O CEBOLLINO.

CHULETAS DE CORDERO A LA PARRILLA

Para 4 personas

INGREDIENTES

8 chuletas de cordero

4 cucharadas de aceite de oliva

1 cucharada de mostaza de Dijon

4 chalotas medianas

1 taza de menta fresca

Sal y pimienta recién molida

1. Pon las chuletas en un recipiente para hornear.

2. Pasa por la licuadora o por el procesador de alimentos el aceite de oliva, la mostaza, las chalotas y la menta hasta formar una pasta de textura mediana. Unta ambos lados de las chuletas con la mezcla, condiméntalas con sal y pimienta y déjalas marinar a temperatura ambiente durante 30 minutos.

3. Asa las chuletas a la parrilla o al grill 3 minutos de cada lado para que la carne quede más bien poco hecha. Sírvelas de inmediato.

COLIFLOR GRATINADA

Para 4 personas

1. Corta la coliflor, separa las ramitas y hiérvela en la leche y ½ cucharadita de sal hasta que esté blanda (10-15 minutos). Escúrrela y reserva ⅓ de taza de la leche.

2. Pon las ramitas hervidas en un recipiente ligeramente engrasado. Bate el huevo y la leche restante. Cubre la coliflor con el queso. Añade sal y pimienta, y unos trocitos de mantequilla.

3. Asa el gratinado hasta que esté dorado. Sírvelo caliente.

INGREDIENTES

1 cabeza de coliflor de tamaño mediano

2 tazas de leche

½ cucharadita de sal

1 huevo

½ taza de queso rallado (gruyére, suizo, parmesano, etc.)

1 cucharada de mantequilla

Sal y pimienta recién molida

• *Menu du jour* de verano •

Desayuno

Una tajada de queso

½ taza de muesli con arándanos (o de cereales con alguna fruta
como melón)

Café o té

Almuerzo

Sándwich de tocino, lechuga y tomate

Taza de frambuesas (u otro fruto rojo)

Bebida no calórica

Cena

Pollo a la parrilla con romero (página 117)

Hinojo gratinado

Ensalada de rúcula

Melocotones con tomillo a la parrilla (página 118)

Una copa de vino blanco o tinto

POLLO A LA PARRILLA CON ROMERO

Para 4 personas

1. Pon las pechugas en un recipiente apto
   para el horno, con la piel hacia arriba.
   Mezcla el jugo de limón, el aceite de oliva,
   el ajo y las ramitas de romero y vierte la
   mezcla sobre el pollo. Condiméntalas con
   sal y pimienta. Cúbrelas con una envoltura
   de plástico y marínalas durante al menos
   2 horas en el refrigerador.

2. El pollo debe volver a estar a temperatura
   ambiente antes de asarlo con la piel hacia
   arriba durante 15 minutos y después con la
   piel hacia abajo durante 20 minutos más.

INGREDIENTES

4 pechugas de pollo sin
deshuesar y con la piel

Jugo de 1 limón

4 cucharadas de aceite de
oliva

4 dientes de ajo muy
picados

Unas ramitas de romero
fresco

Sal y pimienta recién
molida

MELOCOTONES CON TOMILLO
A LA PARRILLA

Para 4 personas

Como los melocotones son un fruto tan delicado, resulta difícil —incluso en temporada— encontrar ejemplares aptos para consumir frescos. Para preparar este postre, eso no tiene importancia; incluso puedes usar los que están duros, ya que la cocción los ablandará y hará que suelten el jugo y el sabor.

INGREDIENTES

4 melocotones
2 cucharadas de aceite de oliva
1 cucharadita de miel
¼ cucharadita de extracto puro de vainilla
4 ramitas de tomillo picado grueso

1. Lava los melocotones, sécalos con cuidado, córtalos por la mitad y deshuésalos. Pon las mitades en un recipiente apto para el horno. Mezcla el aceite de oliva, la miel y el extracto de vainilla y vierte la mezcla sobre los melocotones. Espolvoréalos con tomillo. Déjalos marinar durante 20 minutos, dales vuelta una vez y rocíalos con el marinado.

2. Asa los melocotones marinados a la parrilla o al grill durante 2 a 3 minutos por cada lado, o hasta que estén tiernos pero no blandos. Sirve de inmediato, solos o acompañados de una bola de helado de vainilla.

• *Menu du jour* de otoño •

Desayuno

Medio pomelo
Tortilla de huevos con hierbas y queso ricotta (página 120)
Rebanada de pan (integral, de seis cereales o de masa fermentada)
Café o té

Almuerzo

Sopa de lentejas (página 137)
Ensalada César
Ciruelas
Bebida no calórica

Cena

Pescado *en Papillote* (página 121)
Timbal de setas
Peras hervidas con canela (página 123)
Una copa de champagne o vino blanco

TORTILLA CON HIERBAS Y QUESO RICOTTA

Para 4 personas

Lo considero un estupendo desayuno de fin de semana, sobre todo si tienes invitados. Es un plato principal que llena mucho, precedido por un poco de fruta y pan; puedes prepararlo justo antes de sentarte a la mesa y servirlo acompañado de diversos tipos de pan (el integral, el de siete cereales y el de masa fermentada suponen una buena combinación y combinan bien con las hierbas y los sabores agridulces).

INGREDIENTES

2 cucharadas de perejil fresco, cebollino, perifollo y cilantro

1 chalota picada

1 cucharadita de pimentón

1 pizca de pimienta de cayena

1 cucharada de aceite de oliva

10 huevos

2 cucharadas de agua

Sal y pimienta recién molida

1 cucharada de mantequilla

4 cucharadas de ricotta o queso mascarpone

1. Lava y pica todas las hierbas y mézclalas con la chalota, el pimentón y la pimienta de cayena. Calienta el aceite de oliva en una sartén antiadherente. Incorpora la mezcla de hierbas y cocínalas durante 1 minuto sin dejar de revolver. Retira del fuego y reserva.

2. Bate los huevos con el agua. Añade la mezcla de hierbas, la sal y la pimienta. Derrite la mantequilla en la sartén y vierte los huevos condimentados. Revuelve hasta que la tortilla empiece a cuajar y después incorpora el queso. Cuece 3 a 4 minutos y sirve de inmediato o espera que se enfríe un poco.

PESCADO *EN PAPILLOTE*

Para 4 personas

Este es otro plato sencillo que podrás preparar con antelación y poner en el horno mientras tus invitados toman el aperitivo. Creo que es importante comer pescado una o dos veces a la semana, pero he notado que preparar pescado, sobre todo entero, intimida a muchos cocineros inexpertos, así que siempre ando a la caza de recetas rápidas y sencillas. Yo uso halibut, pero también puedes utilizar platija (flounder, en inglés), lenguado, rape, merluza, salmón, bacalao, lubina o pez espada para preparar esta receta. El tiempo de cocción será menor para pescados más blancos como el lenguado, y mayor para los más azules, como el pez espada.

1. Corta 8 cuadrados de papel parafinado (o de aluminio), lo bastante grandes para que quepa un filete de pescado y sobren 5 cm de cada lado. Engrasa ligeramente el papel con el aceite de oliva y precalienta el horno a 350°F.

2. Coloca cada filete en un trozo de papel engrasado y rocíalo con champagne. Añade 2 ramitas de tomillo, 2 rodajas de limón, 2 ramitas de perejil y ½ cucharadita de comino y salpimenta.

3. Cubre los filetes con los cuadrados de papel restantes y dobla los bordes formando paquetitos (*papillotes*). Coloca los *papillotes* en un recipiente de hornear plano y métenlos en el horno precalentado durante 10 a 15 minutos.

INGREDIENTES

2 cucharaditas de aceite de oliva

4 filetes de pescado, de unas 4 onzas (120 gramos) cada uno

½ taza de champagne (recomiendo el Veuve Clicqout Etiqueta Amarilla Brut)

8 ramitas de tomillo fresco

8 rodajas delgadas de limón

8 ramitas de perejil

2 cucharaditas de comino

Sal y pimienta recién molida

4. Coloca cada *papillote* en un plato. Tus invitados han de abrirlos en la mesa y rociar el pescado con el jugo usando la cuchara. *Voilà*: ¡acción y sabor!

NOTA: EN VEZ DE CHAMPAGNE, PUEDES UTILIZAR VINO BLANCO SECO O VERMUT.

PERAS HERVIDAS CON CANELA

Para 4 personas

1. Pela cada pera, córtala en cuartos y después en láminas finas, y ve colocándolas en el fondo de una cazuela de unas 6 pulgadas (15 cm) de profundidad: primero una capa de pera, espolvoréala con un poco de jugo de limón y la mezcla de azúcar y canela, y así sucesivamente. Cuando llegues a la última capa, añade el agua y rocía con el resto del jugo de limón y la mezcla de azúcar y canela.

2. Calienta a fuego medio hasta que hierva, tapa la cazuela y baja el fuego hasta que las peras estén tiernas pero no blandas. Sirve tibio. (A menudo preparo este postre aunque no tenga invitados y conservo lo que sobra en el refrigerador; dos días después lo retiro del refrigerador mientras preparo la cena y lo sirvo a temperatura ambiente acompañado de biscottes o una cucharadita de queso mascarpone.)

INGREDIENTES

4 peras (la carne ha de ser firme)

Jugo de 1 limón

1 cucharada de azúcar mezclado con $1/4$ cucharadita de canela

2 cucharadas de agua (o 2 cucharadas de licor de pera, o 2 cucharadas de vino moscatel)

• *Menu du jour* de invierno •

Desayuno

Una loncha de jamón

Copos de avena de la abuela Louise con manzana rallada (véase
   página 125)

Una rebanada de pan integral o de seis cereales

Café o té

Almuerzo

Ternera a la parmesana

Calabaza

Kiwi

Bebida no calórica

Cena

Soupe aux Légumes de maman (página 132)

Saumon a l'Unilateral (página 108)

Ensalada de canónigo o endivias

Piña asada con miel y queso de cabra (página 126)

Una copa de vino tinto liviano

COPOS DE AVENA DE LA ABUELA
LOUISE CON MANZANA RALLADA

Para 4 personas

Cuando visitábamos a mi abuela en la nevada Alsacia, solía servirnos este desayuno delicioso y nutritivo, rico en fibra y con sabor a fruta. Aún hoy es uno de mis desayunos invernales predilectos: auténtica comida de bebés para adultos. En general, mi abuela servía los copos de avena con brioches recién horneados o kugelhopf *(un maravilloso pastel con pasas y almendras que es una de las grandes especialidades de Alsacia). Hoy suelo considerar que es un plato que llena mucho por sí solo, y elimino el pan. Si quiero más proteínas, como un bocado de queso o un yogur.*

1. Mezcla los copos de avena, el agua y la sal en una cazuela mediana y hazlos hervir.

2. Añade la manzana rallada y el jugo de limón y hierve la mezcla durante 5 minutos, revolviendo de vez en cuando.

3. Añade la leche y la mantequilla. Cuece durante un minuto sin dejar de revolver. Sirve de inmediato, quizá espolvoreado con un poco de azúcar moreno o maple syrup.

INGREDIENTES

1 taza de copos de avena

1/3 tazas de agua

una pizca de sal

1 manzana mediana rallada gruesa

1/2 cucharadita de jugo de limón

1/3 taza de leche

1/2 cucharadita de mantequilla

PIÑA ASADA

Para 4 personas

4 rodajas de piña de 1½
pulgadas (3,5 cm) (fresca y
madura)

Jjugo de 2 limones

2 cucharaditas de miel

Pimienta recién molida

1. Haz unos cortes en forma de cruz en cada rodaja de piña para obtener un aspecto bonito una vez preparado. Ásalas hasta que la piña adquiera un bonito color caramelo, pero evita que se queme.

2. Hierve el jugo de limón y la miel durante 2 ó 3 minutos en una cazuela pequeña. Deja enfriar la piña, añade pimienta a tu gusto y rocíala con la mezcla. Sirve de inmediato, sola o acompañada de una bola de helado.

NOTA: SI SIRVES ESTE POSTRE EN UN ALMUERZO DE FIN DE SEMANA, DESPUÉS DE UNA GRAN ENSALADA MIXTA, PUEDES REEMPLAZAR EL HELADO POR QUESO DE CABRA FRESCO O RICOTTA. NO OBTENDRÁS LA MEZCLA DULCE-JUGOSA-PICANTE, PERO EL SABOR A PIMIENTA SERÁ MÁS INTENSO Y LA COMBINACIÓN DE QUESO CON PIÑA RESULTARÁ REFRESCANTE Y DIFERENTE.

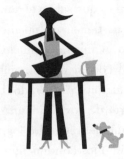

7

MÁS RECETAS QUE TE ENGAÑARÁN

Consumir productos de temporada (comer lo mejor cuando alcanza su mejor momento) y la condimentación (el arte de elegir y combinar sabores para complementar los alimentos) resultan cruciales para luchar contra el peor enemigo de los amantes de la comida, que no son las calorías sino el aburrimiento. Si comes lo mismo una y otra vez, tendrás que comer más sólo para obtener el mismo placer. (Considéralo como un "privilegio gustativo".) Si tu cena consiste en un único sabor (un gran plato de pasta, un gran trozo de carne) es inevitable que comas demasiado ya que buscas la satisfacción en la cantidad y no en la interacción de sabores y texturas ofrecidos por una comida bien planeada.

En su mayoría, las francesas se distinguen por su talento a la hora de consumir productos de temporada y condimentarlos. Y muchas también deben lograr un equilibrio entre su carrera y su familia. Así que no se trata de que dispongan de mucho más tiempo que las demás para idear nuevas creaciones todas las semanas; lo que ocurre es que saben algunos trucos. Del mismo modo que las francesas tienen un talento especial para crear varios efectos usando el mismo pañuelo (se lo ponen en la cabeza, en el cuello, alrededor de los hombros o en la cintura), en la cocina dominan algunos preparados básicos y dejan que la improvisación —el arte de convertir un viejo recurso en algo diferente—, se encargue del resto. Lo logran modificando ligeramente la preparación o los condimentos, convirtiendo lo que generalmente es un primer plato en un aperitivo o transformando las sobras del almuerzo en algo diferente para otras comidas posteriores. También se trata de manipular la percepción de los cinco sentidos en relación con lo que se les pone delante. Y puede ser algo tan sencillo como tomates amarillos en lugar de los rojos más comunes. (La variedad visual, el color y la presentación son factores menospreciados con relación al placer proporcionado por la comida.) Pero al planear las comidas, has de tener en cuenta todos los sentidos. Existen motivos que explican por qué la frescura, la calidad y otras sensaciones determinan lo que sentimos respecto de lo que comemos.

Hay buenas y malas maneras de "engañarse" cuando se trata de comer. A menudo los alimentos no son lo que parecen. El azúcar, por ejemplo. Hoy no sólo forma parte de los postres. Se solía recurrir al truco de añadir un poco de azúcar a la salsa de tomate, pero en la actualidad la mayoría de los restaurantes de comida rápida lo consideran obligatorio. Podemos observar la misma tendencia endulzadora en el vinagre balsámico. Hace diez años era una rareza... como debe ser, puesto que el auténtico vinagre balsámico es escaso y caro. Pero ahora que la demanda ha aumentado mucho, la mayoría de los restaurantes no duda en usar un vinagre balsámico falso, en el que el caramelo y los colorantes disimulan la ausencia de los sabores que nos hacen apreciar el auténtico. La grasa es otro ingrediente al que recurren los restaurantes. Si aquellos no son de primera calidad, un poco de mantequilla es una manera rápida para mejorar el sabor de un plato.

Pese a su reputación de ser una cocina rica en mantequilla, hoy en día la auténtica cocina francesa en realidad emplea bastante poca grasa, optando por generar el sabor mediante otros elementos. Y somos aún más parcos con el azúcar. Pero nos salimos con la nuestra porque partimos de ingredientes de calidad. Los tomates franceses madurados en la tomatera contienen todo el dulzor necesario. Como es imposible falsificar un buen tomate o cualquier otro producto fresco de temporada, has de esforzarte por descubrir buenos productos de temporada donde te encuentres, y a partir de ahí ya tienes mucho ganado.

Bien, ¿cómo hacemos para engañarnos de un modo positivo? No queremos dejar de *faire simple* (no complicar las cosas). En los restaurantes suelo pedir platos complicados y difíciles de cocinar. (Sin embargo, siempre le pregunto al camarero cómo han sido preparados. Este interrogatorio sencillo no requiere mucha pericia, pero me permite ahorrar cientos de calorías en cada comida.) No obstante, cuando cocino en casa —algo que hago varias veces a la semana— exijo que el esfuerzo y dinero invertido den un excelente resultado. Nada me produce más placer que las exclamaciones de admiración y placer frente a un plato literalmente improvisado a partir de unos pocos ingredientes.

En gran parte, las siguientes recetas provienen de mi experiencia familiar. Con cada una, intento ilustrar una manera de comer sencilla pero satisfactoria. También ofrezco variaciones sencillas que harán que un plato parezca muy diferente, o cómo un plato puede volver a servir como base de una comida posterior. Cocinar una sola vez y comer durante tres días es un principio básico.

La manera en que se sirve un plato es muy importante. Algunos alimentos ofrecen un estímulo sensorial suficiente para presentarlos solos, al menos a la hora del almuerzo si éste es liviano; sólo requieren algún pequeño acompañamiento, como un poco de pan, por ejemplo. Otros sólo son lo bastante interesantes para servir de primer plato y estimular el apetito en vez de saciarlo.

Es importante tenerlo en cuenta si se trata de la comida principal del día. En Francia, como en gran parte de Europa, ésta es el almuerzo. Si tomas un almuerzo completo con vino, considera tomar una sopa, el más versátil de nuestros alimentos. Podrías tomar una porción muy pequeña (hoy suelen servirla en un pequeño cuenco) como aperitivo o entre el aperitivo y el primer plato. (Recuerda que la comida burguesa francesa, formalizada en el siglo XVIII, eran los *potages*, hor's d'oeuvres, *relevés de potage*, entradas, *rôti* (carne asada), *entremets*, postre, café y *pousse-café*! En la actualidad, muy pocos toman tantos platos.) Si piensas tomar un almuerzo abundante, toma un bol de sopa como plato principal. Puedes tomarla con pan y un poco de queso. Si la comida importante es la cena, toma una sopa y una ensalada para almorzar. Independientemente de que la comida principal del día sea el almuerzo o la cena, la otra siempre ha de ser más modesta.

Cada uno de estos platos, sopa y aperitivo, tiene dos usos. Si suponen el plato principal de la comida más ligera del día, la porción puede ser un poco mayor. Pero si son el aperitivo de la comida principal del día, siempre has de reducir la cantidad. Muchos olvidan el significado literal de la palabra "aperitivo". Tras comer el primer plato de la comida principal del día no deberías sentirte saciada.

SOUPE AUX LÉGUMES DE MAMAN

Para 8 a 12 personas

En verano solemos tomar esta sopa fría; en invierno, muy caliente. Dice la teoría que los franceses que toman sopa para cenar hasta cinco veces a la semana comen mejor y menos cantidad. Tomamos un buen desayuno, un almuerzo abundante y una cena menos elaborada (pero igual de sabrosa).

Quien toma sopa por la noche tiende a consumir menos grasa y menos cantidad de comida en total, el hambre no lo despierta, pero después necesita "un buen desayuno" para sobrellevar la mañana.

En casa preparaban numerosas variantes de esta sopa de verduras, según lo que creciese en el huerto cada temporada. Lo normal era que mi mamá preparara sopa de verduras para el almuerzo de los jueves y, como ese día disponía de más tiempo para cocinar, a las mujeres les servía la sopa con panqueques de papa y a los hombres, de manzana. (No preguntes por qué: mi mamá siempre mimó más a ellos que a nosotras.) Según mis tías y primas, su sopa era "la mejor" gracias a los toques finales.

INGREDIENTES

2 papas

1 cebolla pelada cortada en cuartos

2 dientes de ajo pelados

Sal y pimienta recién molida

4 puerros (desechando el final del tronco)

½ col pequeña

3 tallos de apio

2 nabos

4 zanahorias

1. Pela, lava y corta las papas en trozos grandes. Ponlas en una cazuela pequeña y cúbrelas con agua. Añade la cebolla cortada en cuartos, el ajo, la sal y la pimienta. Llévalo a ebullición, baja el fuego y cuece la sopa a fuego lento hasta que las verduras estén tiernas (unos 10 minutos). Escúrrelas y reserva.

2. Lava el resto de las verduras (excepto los tomates) y córtalas en rodajas o dados. Derrite las 4 cucharadas de mantequilla en una cazuela de unos 15 litros de capacidad y rehoga las verduras revolviendo a

menudo (durante 5 minutos). Este procedimiento elimina los aromas más agresivos de las verduras frescas.

3. Añade los tomates, las papas, la cebolla y el ajo, y cúbrelo con agua. Incorpora el perejil, el tomillo y las hojas de laurel, y sigue cociendo hasta que las verduras estén tiernas. Escurre las verduras y reserva el líquido de cocción.

4. Haz un puré fino con las verduras coladas. Aclara la sopa con el líquido de cocción reservado hasta que adquiera la consistencia deseada (no debe ser muy líquida ni muy espesa).

5. Agrega sal si es necesario y condimenta a tu gusto con hierbas frescas.

TRUCOS FINALES OPCIONALES:

Lleva la sopa a ebullición. Fríe las rodajas finas de cebolla en una sartén con 1 cucharada de mantequilla y añádelas a la sopa. Incorpora la *crème fraîche*, la nuez moscada y la sal a tu gusto. Espolvorea con pimienta y sirve de inmediato.

También puedes reservar 2 tazas de verduras sin picar e incorporarlas a la sopa justo antes de servir. Las verduras

4 cucharadas de mantequilla

2 tazas de tomate en lata (enteros o triturados)

2 ramitas de tomillo fresco

2 hojas de laurel

1 cebolla pelada cortada en rodajas finas

1 cucharada de mantequilla

4 cucharadas de *créme fraîche*

1 pizca de nuez moscada recién molida

Sal y pimienta recién molida

crujientes contrastarán con la suavidad de la sopa y también te obligarán a comer más despacio; así quedarás satisfecha con una cantidad menor. Ésta fue la versión para la cena; la variante suave del almuerzo estaba acompañada de los deliciosos panqueques de mi mamá.

También puedes perfumarla con otras especias, como clavo molido, comino o cúrcuma.

. . . .

Segundo servicio: Mi mamá conservaba la mitad de la sopa antes de darle el toque final y la servía 2 días después, añadiendo una salchicha salteada en un poco de aceite. Voilà: otro plato para la cena, sencillo, que sacia y es nutritivo, y se prepara en sólo 15 minutos.

. . . .

Para 4 personas

Esta sopa fría y espesa siempre tuvo mucho éxito en casa de mi prima, en Provenza. Fácil de preparar y de servir, es refrescante pero también saciante, el yogur proporciona proteínas y evita tener que usar caldo de carne, o comer un segundo plato de pescado o carne. La remolacha, cuya temporada se extiende de primavera a otoño, no sólo es rica en fibra, sino que también tiene un intenso color que resulta muy atractivo. Esta receta sirve como aperitivo para una cena de verano o como plato principal al mediodía.

1. Corta la remolacha en cuartos y mezcla con el yogur, las chalotas, el comino, la sal y la pimienta. Déjalo en el refrigerador entre 3 a 4 horas.

2. Sirve frío en bols individuales, espolvoreado con el eneldo. Si acompañas este plato con una rebanada de pan y fruta (fresas o melón) de postre, obtendrás un excelente almuerzo veraniego.

INGREDIENTES

4 remolachas medianas, hervidas, peladas y cortadas en cuartos

2 tazas de yogur (página 161)

2 chalotas, peladas y picados

1 pizca de comino

Sal y pimienta recién molida

1 cucharada de eneldo fresco picado

RÉMOULADE DE APIO-NABO

Para 4 personas

En la cocina francesa, el apio-nabo ocupa el lugar de la col, aunque sus sabores sean distintos. Cada familia francesa y todo restaurante que se precie parecen tener su propia receta. A menudo, la rémoulade *de apio-nabo se sirve acompañada de zanahoria rallada y vinagreta. Estas verduras crudas son un típico plato de otoño o invierno y suponen un primer plato fácil de preparar y delicioso para un almuerzo en* famille. *También puedes preparar una sopa de apio-nabo con papas: obtendrás un puré delicioso y más refinado. Estofada, ésta es excelente para acompañar el pato y otros animales de caza. Siempre que la comíamos cruda, empezábamos por las zanahorias y después comíamos el suave apio-nabo.*

INGREDIENTES

1 cucharadita de mostaza

1 cucharada de vinagre de vino tinto

1 cucharada de jugo de limón

1 cucharada de perejil picado

1 cucharada de pepinillos picados

Sal y pimienta recién molida

½ taza de mayonesa

1 libra (½ kilo) de apio-nabo, pelado, cortado en cuartos y picado en la licuadora; añadir 1 cucharadita de jugo de limón para evitar que se vuelva amarillento

1. Prepara la *rémoulade* (vinagreta) mezclando la mostaza, el vinagre, el jugo de limón, el perejil y los pepinillos. Salpimenta.

2. Incorpora la mayonesa y el apio-nabo picado. Salpimenta y conserva en el refrigerador.

3. Retira del refrigerador 20 minutos antes de servir y revuelve. Sirve con una rebanada de pan rústico.

NOTA: PUEDES REEMPLAZAR EL PEREJIL POR HIERBAS MIXTAS Y ESTRAGÓN, PERO ENTONCES DEJARÁ DE SER LA VERSIÓN CLÁSICA.

SOPA DE LENTEJAS

Para 4 personas

Por algún motivo, de niños decidimos que no nos gustaban las lentejas, pero nos encantaban los puerros y las salchichas, de manera que tante Berthe ideó este truco para engañarnos.

1. Pon las lentejas en una cazuela y añade 3,5 litros (3 cuartas) de agua. Llévalos a ebullición.

2. Añade las verduras y especias. Cuécelas durante 1 hora.

3. Al final del tiempo de cocción, corta la salchicha en rodajas gruesas y fríelas en 1 cucharada de mantequilla. Añádelas a las lentejas. Derrite la otra cucharada de mantequilla, mézclala con la harina y añádela a la sopa para espesarla. Antes de servir, comprueba el punto de sal.

INGREDIENTES

10 onzas (300 gramos) de lentejas

4 onzas (120 gramos) de puerros, sólo la parte blanca, lavada y picada

4 onzas (120 gramos) de apio, lavado y picado

4 onzas (120 gramos) de zanahorias, lavadas y picadas

1 cebolla con un clavo de olor incrustado

1 hoja de laurel

Sal y pimienta recién molida

4 salchichas frankfurt de buena calidad

2 cucharadas de mantequilla

2 cucharadas de harina

PAPAS CON CAVIAR

Para 4 personas

En Francia, las papas son un asunto serio. Se utiliza una clase para hacer papas fritas, otra para puré, otra para asar, etc. No es nada raro encontrar una docena de clases diferentes en el mercado. Nosotros las comprábamos en grandes bolsas y las almacenábamos en el sótano. El único tipo que cultivábamos en el huerto eran las deliciosas "charlotte", una variedad pequeña y suculenta, de sabor único y carne firme, y mi mamá afirmaba que eran las que mejor combinaban con el caviar. Este producto es caro, pero una pequeña cantidad realmente realza las papas, sobre todo en caso de que se presenten invitados inesperados. Puedes reemplazar el caviar por huevos de salmón, de lumpus o cebollino picado.

INGREDIENTES

4 papas para hervir

6 onzas (180 gramos) de *créme fraîche*

Sal y pimienta recién molida

4 onzas (120 gramos) de caviar

1. Lava las papas y cuécelas en agua ligeramente salada hasta que estén hechas, pero no blandas. Escúrrelas y córtalas en rodajas de unos 25 milímetros (1 pulgada).

2. Salpimenta la *créme fraîche* a tu gusto y ponla encima de cada rodaja de papa. Decóralas con el caviar y sirve de inmediato.

· ·

RATATOUILLE (PISTO)

Para 12 personas

Éste es otro plato clásico francés preparado según la receta de mi mamá (a su vez basada en una receta de mi prima Andrée, que vive en Aix-en-Provence), que aún preparo en verano, cuando la variedad de verduras idóneas es mayor. Logro convertirlo en tres comidas diferentes. Pese a contener muy poca grasa, la ratatouille *resulta suculenta gracias al jugo de las verduras. Para realzar los sabores, una cocción lenta es imprescindible.*

1. Utiliza en partes iguales tomates, calabacines y berenjenas. Lávalos y córtalos en rodajas gruesas.

2. Ponlos en una cazuela grande formando capas, empezando por la berenjena, siguiendo con los tomates y al final los calabacines. Continúa con esta operación hasta que la cazuela esté casi llena. Pon unos dientes de ajo y unas ramitas de perejil entre capa y capa, y salpiméntalas.

3. Tapa la cazuela y cuece las verduras a fuego muy suave hasta que estén tiernas, de dos a dos horas y media aproximadamente.

4. Déjalas enfriar y sírvelas 20 minutos después en un bol, puesto que en esta fase la *ratatouille* es más parecida a una sopa que a un guiso debido al jugo que han soltado las verduras. Comprueba la cantidad de sal y añade un chorrito de aceite de oliva

INGREDIENTES

3 libras (1½ kg) de tomates

3 libras (1½ kg) de calabacines

3 libras (1½ kg) de berenjenas

12 dientes de ajo

1 manojo de perejil (y/o albahaca)

Sal y pimienta recién molida

2 cucharadas de aceite de oliva extra virgen

Perejil o albahaca recién picada para decorar

La primera versión se sirve como sopa a temperatura ambiente.

extra virgen y abundante perejil picado, o
albahaca, o ambos.

En la segunda versión, los
restos sirven para acompañar
pollo o carne.

1. Calienta 2 cucharadas de aceite de oliva y
añade lo que queda de las verduras de la
ratatouille escurridas (puedes calentar el
líquido y tomarlo tibio más tarde).

2. Rehoga las verduras a fuego bajo/medio
hasta que se reduzcan.

3. Opcional: añade ½ taza de queso rallado.

En la tercera, lo que queda de
la segunda sirve para preparar
una pizza. Puedes tomarla
como almuerzo o primer plato.

1. Compra o prepara masa para pizza (con
agua, harina, levadura y sal).

2. Bate un huevo y mézclalo con el resto de
las verduras de la *ratatouille* de la segunda
versión (la que no contiene queso).

3. Cubre la pizza con la mezcla.

4. Añade parmesano recién rallado y hornéala.

· ·

El término "plato principal" indica uno de los problemas que supone el concepto estadounidense de lo que es una comida. Un plato "principal" parece definir lo que uno consume en mayor cantidad. Pero comer mucho de un único ingrediente en una comida puede saciarte bastante menos que comer porciones iguales de varios; el resultado es que ésta última manera de comer engorda menos. La clave consiste en mantener ocupados los ojos, la boca y la nariz: en otras palabras, el cerebro. La satisfacción que supone comer cosas diversas es la recompensa del estímulo.

TORTILLA DE ACELGAS

Para 4 personas

Nunca falla: a finales de primavera-principios de verano mi lista de la compra en el mercado al aire libre de Union Square en Manhattan siempre incluye acelgas. Las uso para preparar tortillas para el almuerzo, una comida sencilla y equilibrada pero lo bastante interesante para cuando tienes huéspedes.

INGREDIENTES

16 hojas de acelga

10 huevos

¼ taza de agua

Sal y pimienta recién molida

1 cucharada de mantequilla

1 taza de queso de cabra fresco o ricotta

Hierbas frescas para aderezar

1. Lava las hojas de acelga y sécalas con cuidado.

2. Bate los huevos con el agua. Incorpora las hojas de acelga a la mezcla. Salpimenta.

3. Derrite la mantequilla en una sartén antiadherente y cuando esté muy caliente, incorpora la mezcla de acelga y huevo. Después de unos minutos, cuando los huevos empiecen a cuajar, añade los trozos de queso en el borde. Sigue cociendo la tortilla pero no dejes que quede seca. Interrumpe la cocción cuando aún está un poco líquida. Aderézala con hierbas frescas y sirve de inmediato.

· ·

Para 4 personas

Éste era otro típico plato invernal que solíamos comer los domingos al mediodía o cualquier día de la semana para cenar; mi mamá sabía que así comeríamos verduras, proteínas y grasas en un solo plato, fácil de preparar y más barato que la mayoría de las recetas de pescado o carne. Este plato nos encantaba. Mi mamá llamaba a esta salsa béchamel du sud *y, comparada con la* bechamel *clásica, esta versión sencilla con salsa de tomate es más liviana y fácil de digerir. Una ensalada y una fruta completan el menú.*

1. Lava las endivias, elimina la base y cuécelas en agua con poca sal hasta que estén tiernas. Escúrrelas.

2. Precalienta el horno a 375°F. Envuelve cada endivia en una loncha de jamón. Ponlas en un recipiente apto para el horno y cúbrelas con la salsa de tomate. Espolvoréalas con queso y añade unos trocitos de mantequilla.

3. Pon la bandeja en el horno y hornea durante 20 minutos hasta que se doren; enciende el grill durante 1 minuto. Sirve el plato caliente acompañado de pan rústico tibio y una sencilla ensalada verde.

INGREDIENTES

4 endivias

Sal

4 lonchas de jamón cocido bajo en sal

2 tazas de salsa de tomate

2 onzas (60 gramos) de queso suizo en dados

2 onzas (60 gramos) de queso parmesano

1 cucharada de mantequilla

. . . .

En primavera puedes preparar un plato similar con espárragos frescos. Harán falta unos 5 espárragos (equivalentes al grosor de una endivia) por loncha de jamón.

. . . .

Para 4 personas

En nuestro huerto había muchas variedades de manzana, y las existencias duraban todo el invierno. En general, las comíamos como tentempié o postre (como en la tarta de manzana "milagrosa" sin masa, del doctor Milagro), pero en esta receta suponen un excelente acompañamiento para un plato principal. Es muy fácil de preparar y contiene todos los nutrientes necesarios. Me encanta mezclar los carbohidratos dulces con las grasas y las proteínas, lo que supone un delicioso desafío a la ideología dietética actual.

INGREDIENTES

4 chuletas de cerdo de tamaño mediano (si lo prefieres, puedes reemplazarlas por chuletas de ternera)

4 clavos enteros

½ taza de vino blanco seco o vermut

4 hojas de apio

2 hojas de laurel

4 ramas de apio, lavadas y cortadas en trozos delgados

1 cucharada de mantequilla

2 manzanas deshuesadas y cortadas en rodajas gruesas

1 cucharada de azúcar moreno

4 onzas (120 gramos) de queso rallado grueso

1. Precalienta el horno a 375°F. Engrasa un recipiente apto para el horno con mantequilla y pon las chuletas en él.

2. Incrusta un clavo de olor en cada chuleta. Añade el vino blanco, las hojas de apio y de laurel y pon el recipiente en el horno precalentado. Hornea las chuletas durante 30 minutos.

3. Mientras se hacen las chuletas, saltea el apio picado en una sartén con la mantequilla durante 5 minutos; después añade las manzanas en rodajas y espolvoréalas con el azúcar moreno. Sigue cociéndolas a fuego muy lento durante 10 minutos o hasta que las manzanas estén tiernas pero no blandas.

4. Quita las hojas de laurel y apio de las chuletas y espolvorea cada una con queso; rocíalas con su jugo y ásalas unos minutos para que se doren.

5. Acompaña las chuletas de cerdo con la mezcla de apio y manzana. Rocía la mezcla con algunas cucharadas del jugo del recipiente del horno.

. . . .

Para redondear esta comida, puedes empezar sirviendo un consomé y acabar con natillas como postre.

PESCADO CON ALMENDRAS

Para 4 personas

De niña el pescado no me gustaba mucho, pero me encantaban los frutos secos. Como mi mamá sabía que ambos eran esenciales para una buena alimentación, inventó esta manera de conseguir que comiera pescado.

INGREDIENTES

½ taza de almendras tostadas cortadas

2 cucharadas de aceite de oliva

2 cucharadas de mantequilla

4 filetes de pescado (rape o bacalao) con piel de unas 4 onzas (120 gramos) cada uno

Sal y pimienta recién molida

Jugo de 1 limón

½ taza de perejil picado

1. Tuesta las almendras a fuego medio en una sartén antiadherente. Resérvalas.

2. Calienta el aceite de oliva y la mantequilla en la sartén. Incorpora el pescado con la piel hacia abajo. Salpiméntalo. Cuécelo 4 minutos de cada lado. Pasa el pescado a un recipiente de mesa caliente y cúbrelo con papel de aluminio.

3. Añade el jugo de limón a la sartén, revolviendo para mezclar los jugos. Viértelo sobre los filetes, añade el perejil picado y las almendras tostadas. Sírvelo de inmediato.

Para 4 personas

En casa rara vez comíamos pechugas de pato solas, porque como la mayoría, solíamos comprar el pato entero y preparábamos "nuestra versión familiar" de pato al horno. Pero mi tío Charles ideó otra receta para los clientes de su hotel-balneario en la que sólo empleaba la carne relativamente poco grasa de las pechugas (el magret), y las preparaba sin aceite ni mantequilla, recurriendo a la "marinade" seca para darles sabor. Llamarlo á la Gasconne era una manera sutil de engañar a sus huéspedes. La mayoría eran parisinos acaudalados que jamás habían pisado Gascuña, una región del sudoeste de Francia conocida por sus patos y ocas y, naturellment, sus excelentes guisos de pato. Así que incluso antes de saborear un solo bocado de este plato relativamente liviano, ya estaban psicológicamente preparados para disfrutar de la máxima exquisitez de la Gascuña.

1. Mezcla la sal, las hojas de laurel, el tomillo, el perejil, el ajo, la chalota y los granos de pimienta en un recipiente de horno grande. Pasa las pechugas por la mezcla y ponlas en el recipiente con la piel hacia arriba.

2. Cubre las pechugas con film y déjalas en el refrigerador durante 24 horas; dales la vuelta una vez.

3. Retira las *magrets* de la marinada. Elimina el exceso del condimento con un papel de cocina y sécalas. Desecha la marinada. Pon las pechugas con la piel hacia abajo en una parrilla y ásalas bajo el grill o broiler a

INGREDIENTES

1 pizca de sal gruesa

1 pizca de hojas secas de laurel desmenuzadas

1 pizca de hojas secas de tomillo desmenuzadas

1 cucharadita de perejil picado

2 dientes de ajo, pelados y picados

½ cucharadita de chalota picada

8 granos de pimienta, molida gruesa

4 *magrets* (pechugas) de pato

4 pulgadas (10 cm) de distancia del calor durante 2 minutos; dales la vuelta y ásalas 3 ó 4 minutos más. Quizá tengas que dejarlas más tiempo, según el tamaño y el grosor de las *magrets*, pero deben estar poco hechas.

4. Pasa las *magrets* a una tabla y déjalas reposar 2 ó 3 minutos. Después córtalas en rodajas delgadas en diagonal y al bies, y sírvelas.

ENSALADA DE PATO A LA NARANJA

Para 4 personas

Usa los restos del Pato á la Gasconne conservados en el refrigerador.

1. Pela las naranjas. Quita la piel y las partes blancas. Elimina las membranas que separan los gajos.

2. Prepara el aliño mezclando la mostaza de Dijon con el vinagre de vino tinto y el aceite de oliva.

3. Adereza las variedades de lechuga, las chalotas, las habichuelas y los gajos de naranja con el aliño. Sírvela en platos individuales.

4. Corta las pechugas de pato al sesgo en tiras de 12 milímetros y disponlas encima de la ensalada. Rocía las pechugas con un poco de aceite de oliva. Acompaña la ensalada con una rebanada de pan de aceitunas.

INGREDIENTES

2 naranjas sin semillas

1 cucharadita de mostaza de Dijon

3 cucharadas de vinagre de vino tinto

6 cucharadas de aceite de oliva adicional para rociar

½ libra (¼ kilo) de lechuga variada

2 cucharaditas de chalotas picadas

¼ kilo de habichuelas cortadas y escaldadas

2 *magrets* (pechugas) cocidas (déjalas a temperatura ambiente mientras preparas la ensalada)

TALLARINES CON LIMÓN

Para 4 personas

¿Vivir sin comer pasta? Ni hablar. En sí, la pasta no es algo típicamente francés, ya que los franceses suelen consumir fécula en forma de papas. Pero en Alsacia los fideos acompañan muchos platos, como el pescado o la carne de caza, en su mayoría con salsas muy pesadas un tanto parecidas a las de la región del Piamonte, en Italia. De niña, comíamos pasta algunas veces al mes, pero preferíamos los platos más ligeros y de sabor más intenso, como esta combinación de crema y limón desarrollada por tante Caroline. *La consideraba un plato perfecto para comer al mediodía, acompañado de una ensalada y una fruta. Louise, su hija, me dice que sigue siendo muy popular entre los niños. ¡Cuidado con las porciones!*

INGREDIENTES

12 onzas (360 gramos) de tallarines

4 limones

1 cucharada de aceite de oliva

6 onzas (180 gramos) de *créme fraîche*

4 onzas (120 gramos) de queso parmesano

Sal y pimienta recién molida

1. Cuece los tallarines en agua hirviendo con sal hasta que estén al dente. Escúrrelos.

2. Mientras la pasta se cuece, ralla la cáscara de los limones y exprime y reserva el jugo de un limón.

3. Calienta el aceite de oliva en una cazuela, añade la ralladura y cuece 2 minutos a fuego suave. Añade la *créme fraîche* y haz hervir la mezcla; incorpora el jugo de limón que has reservado y vuelve a hervir.

4. Cuando la mezcla se haya espesado añade el queso parmesano, salpimenta, revuelve bien y cuécela un minuto más. Añade la pasta escurrida y mézclala con la crema. Sirve los tallarines de inmediato.

Comer pasta es saludable, pero no como plato principal y en grandes cantidades (como se suele hacer en Estados Unidos). Los italianos comen pasta de primer plato o de segundo, antes del plato principal. No creas que perderás peso comiendo un gran plato de pasta con una insulsa salsa de tomate: nunca te sentirás saciada. Añade un poco de ricotta, unos trozos de atún, de ternera o cualquier otro tipo de carne, y menos parecerá más. A los franceses les encanta la pasta, pero con poca grasa. Entre las maneras estándar de prepararla está el *coulis* de tomate con cebolla y tomillo, o una salsa de albahaca con ajo y algunos piñones (pesto). Ambas incluyen una cucharada de aceite de oliva por persona y el plato adquiere mayor "humedad" gracias a 2 ó 3 cucharadas del agua de cocción de la pasta. Después se espolvorea con queso parmesano pero en poca cantidad, como en Italia. Cada ración supone unos 90 gramos (3 onzas) por persona, pero seguido de pescado o carne.

Parecería que los franceses tienen un concepto más amplio de lo que es un postre que los estadounidenses. Los postres estadounidenses tienden a ser ricos en grasa y pesados, y a menudo frustran el objetivo de comer de manera equilibrada y moderada. Además, tienden a ser mucho más dulces, el resultado de una especie de reflejo condicionado. En Francia no comeríamos postres semejantes después de otros platos ricos en grasas. Resultan más adecuados cuando los platos anteriores son livianos. De igual modo, que no te apetezca el postre sugiere que los platos anteriores fueron demasiado abundantes o ricos en grasas. En cualquier caso, obligarse a comer un postre con el estómago lleno nunca es una buena idea. El postre debe guardar cierto equilibrio con lo que has comido antes, y procura desarrollar un cierto gusto por las cosas no excesivamente dulces, como el queso y la fruta. La pastelería elaborada —incluida mi adorada *millefeuille* (milhojas)— se suele consumir a la hora del té más que al final de una comida.

En cuanto a los postres, permíteme que te sugiera dos tácticas aplicadas por los restaurantes. Quizá conozcas la primera: compartir, pedir un único postre para dos. Pero si todos los comensales piden postre y no quieres llamar la atención, haz lo siguiente: come algunos bocados muy despacio, hasta que los demás prácticamente hayan acabado. Después entabla conversación con tu vecino de mesa. Mientras hablas y los demás siguen comiendo, dispón los cubiertos encima del plato para indicar que has acabado; cuando el camarero acuda para retirar tu plato, todos te estarán escuchando y no notarán tu sutil moderación. Lo he hecho muchísimas veces y siempre funciona.

PERAS AL MOSCATEL

Para 4 personas

1. Haz hervir el vino y el azúcar en una cacerola de fondo grueso. Reduce el fuego y hierve durante 5 minutos más.

2. Añade el jugo de limón y las peras. Cuécelas durante 10 minutos a fuego medio/lento. Déjalas enfriar y ponlas en el refrigerador.

3. Antes de servirlas, deja las peras a temperatura ambiente. Acompaña cada porción con una bola de helado de vainilla.

INGREDIENTES

2 tazas de vino moscatel

½ taza de azúcar

2 cucharadas de jugo de limón

4 peras de carne firme, peladas, sin cabo ni semillas y cortadas por la mitad

4 bolas de helado de vainilla

. . . .

También puedes servir cada pera bañada en chocolate negro derretido.

. . . .

MANZANAS AL HORNO

Para 4 personas

Hace muchos años, en otoño, nuestro huerto nos proporcionaba manzanas y nueces en abundancia. Afortunadamente, mi madre conocía innumerables maneras de prepararlas. Uno de los auténticos placeres del otoño es comer un bocado de una manzana recién cortada del árbol antes de que se haya deshidratado o se haya vuelto arenosa. Por suerte la distribución de las manzanas en temporada ha mejorado mucho en Estados Unidos, y puedes encontrar manzanas de calidad incluso en los mejores supermercados. Una buena manzana crujiente después de una comida podría ser el contrapunto ideal para las texturas anteriores. (Recuerda que no sólo has de satisfacer tu estómago sino también tu boca. Algunas veces comer de manera compulsiva se debe a una necesidad de ingerir y masticar provocada por la ansiedad, y no el hambre.) Y además contienen muy pocas calorías. De niños preferíamos las manzanas cocidas a las crudas, de modo que cuando nos servía una sopa o un primer plato menos popular, mi mamá siempre nos motivaba con ese postre, que parecía mucho más fastuoso de lo que era. También preparaba una deliciosa salsa de manzanas que comíamos como un pequeño tentempié al volver de la escuela.

INGREDIENTES

½ taza de nueces picadas

4 manzanas (golden u otra variedad dulce)

4 cucharaditas de azúcar mezcladas con ½ cucharadita de canela

2 cucharadas de agua

1. Pon las nueces en un recipiente de horno y tuéstalas en el horno a 375°F durante unos 5 minutos, hasta que suelten el aroma. Resérvalas.

2. Lava y quita el corazón de las manzanas. Ponlas en un recipiente de horno. Mezcla la mantequilla y el azúcar con la canela y las nueces tostadas.

3. Divide la mezcla en 4 partes y rellena el hueco de cada una de las manzanas. Vierte el agua en el fondo del recipiente de horno.

4. Hornea las manzanas a 375°F durante 30 minutos. Sírvelas calientes. El postre quedará aún más suculento si viertes 1 cucharadita de crema espesa sobre cada manzana justo antes de servir; decora con una ramita de menta o poniendo una flor comestible junto a cada manzana.

. . . .

ISLA FLOTANTE CON UNA DOSIS DE CACAO EN POLVO

Para 4 a 6 personas

Los franceses rara vez comen huevos en el desayuno y no beben leche sola, pero consumen ambos productos en abundancia, sobre todo en salsas y postres. (Claro que comemos huevos en forma de tortilla, pero sólo en el almuerzo o la cena.) Hay un postre clásico: les oeufs à la neige *(huevos con nieve),* que en los restaurantes se conoce bajo el nombre más ampuloso de île flotante *(isla flotante)* y contiene huevos, leche, proteínas y grasas en abundancia, y pocos carbohidratos. Te resultará bonito, exquisito y fácil de preparar. Mi mamá a menudo lo preparaba el día anterior y lo servía al día siguiente, después del almuerzo. Como era uno de mis postres favoritos, cuando veía que lo preparaba sabía que el menú del día siguiente incluiría algo que no me gustaba.

—Si te lo comes todo, podrás comer postre —decía mi mamá. Varias veces al mes me sobornaban descaradamente con una isla flotante.

INGREDIENTES

2½ tazas de leche entera

⅔ taza más 1 cucharada de azúcar

1 cucharadita de extracto de vainilla

4 huevos

¼ cucharadita de sal

Cacao en polvo para espolvorear

1. Calienta la leche en una cazuela grande de fondo grueso. Añade ⅓ de taza del azúcar y la vainilla. Cubre la cazuela y retírala del fuego.

2. Separa los huevos y reserva las yemas en un bol.

3. En otro bol, bate las claras con la sal hasta que queden espumosas y luego añade la cucharada de azúcar poco a poco sin dejar de batir. Bate las claras a punto de nieve. (Aquí resulta práctica una batidora eléctrica.)

4. Vuelve a poner la cazuela con la leche al fuego y hazla hervir. Reduce el fuego al mínimo.

5. Con un cucharón, recoge las claras batidas y deposítalas en la leche. Cuécelas a fuego lento durante 2 minutos y hazlas girar para que se cuezan del otro lado 2 minutos más. Retíralas y escúrrelas en un trapo seco. Déjalas enfriar, después cúbrelas y ponlas en el refrigerador en un plato hasta que estén listas para servir.

6. Añade el azúcar restante a las yemas, poco a poco y sin dejar de batir; sigue batiendo hasta que la mezcla se vuelva de color amarillo pálido y forme hilos. Añade la leche caliente poco a poco para que las yemas se calienten pero no cuajen. Enfría las natillas en un bol.

7. Cuando estés a punto de servir el postre, pon las claras encima de las natillas. Pon un bol con cacao en polvo en la mesa para que cada comensal se sirva (¡a nosotros, los chicos, nos dejaban poner lo que quisiéramos!)

. . . .

Cuando les servían este postre a nuestros invitados en los almuerzos de los domingos, mi mamá añadía 1 cucharada de ron a las natillas y rociaba las claras con caramelo líquido o chocolate negro rallado. (Prefiero éste último: el caramelo me sigue pareciendo demasiado dulce.)

. . . .

El yogur sigue siendo mi arma secreta. Desde que el doctor Milagro me recetó dos raciones diarias, nunca dejé de consumirlo como tentempié o postre. Pero mi veneración completa no empezó hasta que visité Creta.

En casa no comíamos mucho yogur. Preferíamos los *petit suisse*, un queso fresco blanco y cremoso que espolvoreábamos con cacao en polvo. Tampoco bebíamos leche cruda, excepto en verano, en el campo, en casa de mi abuela. Criaba vacas y todas las noches antes de acostarnos, nos daba *un bol* (el gran bol de los desayunos) de leche fresca, aún tibia y recién ordeñada. En casa también consumíamos nuestra dosis de "productos lácteos", en forma de natillas, flan, crema inglesa, budín y todos los platos calientes picantes consumidos en invierno, uno de cuyos ingredientes era la leche.

En realidad, el yogur es más saludable que cualquiera de estos productos lácteos. Los médicos siempre recomiendan que los pacientes que toman antibióticos —que destruyen la flora intestinal— tomen una porción de yogur con cada comida. Un gramo de yogur natural contiene alrededor de diez millones de bacterias vivas de *Lactobacillus bulgaricus* y *Streptococcus thermophilus*, cruciales para una buena digestión.

A mí me llevó un tiempo acostumbrarme a tomar yogur. En esa época, los de fruta y sabores no existían. Dado que era golosa, el *yogur nature* clásico no suponía un sustituto agradable del postre. Así que el doctor Milagro dijo que podía añadirle media cucharadita de miel o un poco de germen de trigo. En primavera, una compota de ruibarbo moderadamente dulce con un poco de canela funcionaba bien, al igual que una mezcla de sabrosas fresas o frambuesas. Algunos días no había nada más en mi despensa (ateniéndome a su consejo de no almacenar alimentos delictivos), y fue entonces que empecé a rendirme a los placeres proporcionados por el yogur natural. Nada es comparable a esa combinación de acidez y cremosidad.

En verano, en mi época de estudiante, recorría Grecia con cinco dólares diarios. Como había estudiado griego moderno, me gustaba alojarme en casas particulares y practicar el griego hablando con los lugareños. El alojamiento era espartano: raras veces suponía más que una ducha y una cama (y más a menudo un colchón dispuesto en el suelo, porque era temporada alta y muchas familias albergaban a varios estudiantes extranjeros). Sin embargo, como yo hablaba griego, la asombrada familia a menudo me mimaba y me proporcionaba una cama. A veces ni siquiera me cobraban, pero todas las mañanas siempre me invitaban a pasar a la cocina para beber un vaso de agua, una tacita de "café griego" muy cargado (llamado turco en otros lugares)... y un yogur.

Un verano en que visité Creta, me alojé en casa de la menuda y afectuosa mujer de un capitán de la marina; me dijo que cuando él no estaba, ella prácticamente vivía de yogur y fruta, excepto una pequeña porción de pescado y unas verduras para la cena. En vez de comer en las tabernas baratas y grasientas, empecé a comprar mi almuerzo: yogur y un melocotón, en los diminutos colmados cerca de la playa. Era la temporada de los melocotones y eran exquisitos y muy jugosos. Después de diez días de atenerme al programa de la mujer del capitán: caminar y nadar todos los días, abandoné Creta y la ropa me quedaba enorme (más adelante descubrí que había perdido un kilo y medio; sin embargo, nunca antes me había sentido tan mimada).

Claro que el yogur cretense —elaborado con leche de cabra— no tiene parangón. He descubierto que toda la cadena alimenticia de la isla es rica en ácido alfa-linoleico, que está presente en todas las plantas silvestres comestibles. Las cretenses todavía siguen recogiendo hierbas y plantas y, como el ganado se alimenta de éstas, las aves de corral, los huevos y la leche contienen una cantidad tres veces mayor de ese nutriente saludable.

Incluso algunos yogures comprados en la tienda contienen grandes cantidades de esos ingredientes indeseables que forman parte de las versiones estadounidenses de este lácteo: conservantes artificiales, colorantes, condimentos, azúcar y otros edulcorantes. Así que mientras estaba en Creta, me aseguré de que la mujer del capitán me enseñara a preparar yogur casero.

Para iniciar la fermentación, tendrás que hacerte con una combinación de cultivo de bacterias vivas disponibles comercialmente o sencillamente con una cucharada de buen yogur adquirido en la tienda (a condición de que contenga bacterias vivas) y una yogurtera, que es una de las mejores pequeñas inversiones que he hecho en toda mi vida.

Aquí tienes la receta: es rápida y sencilla... la que trabaja es la máquina.

1. Calienta la leche en una cazuela a fuego medio hasta que rompa el hervor. Retira la cazuela del fuego e introduce un termómetro de cocina. Cuando la temperatura alcance entre 110° y 115°F, vierte el producto que produce la fermentación en uno de los tarritos. Añade un poco de leche caliente y revuelve hasta que se haya mezclado bien. Vuelve a verter la mezcla en la cazuela poco a poco, sin dejar de revolver.

2. Llena los 8 tarritos, tápalos bien y ponlos en la "máquina" (que en realidad es un calentador de temperatura controlada) y sigue las instrucciones de cocción. Llevará entre 6 y 10 horas (resulta sencillo hacerlo durante la noche), según la acidez y la firmeza que desees.

3. Una vez preparado, enfría los tarritos en el refrigerador durante algunas horas antes de consumir el yogur. Podrás conservarlo en el refrigerador durante 2 semanas.

INGREDIENTES

1 litro de leche entera o semidescremada

1 cucharada de yogur natural para iniciar el proceso de fermentación o 1 cucharada de fermentador comercial (disponible en las tiendas naturistas)

Una yogurtera con termómetro de cocina

Si no quieres invertir en una yogurtera, ésta es una receta infalible con siglos de antigüedad, que hace poco me recordó un taxista de la isla griega de Miconos. Los taxistas griegos son increíbles: extrovertidos, educados, políglotas, informados y dogmáticos. No recuerdo qué le preguntamos, pero la pregunta le llevó a un discurso sobre la vida, la jardinería, la importación de mariquitas holandesas, la familia, los hoteles, las ventajas comparativas de los restaurantes de la isla y finalmente, el yogur.

1. Calienta la leche en una cazuela a fuego medio/lento hasta que hierva.

2. Vierte la leche caliente en un bol grande y déjala enfriar hasta que la temperatura alcance entre 110° y 115°F en el termómetro de cocina. Si no tienes un termómetro, haz lo que hacen los lugareños: la temperatura será la correcta cuando puedas mantener el dedo índice en la leche durante 20 segundos.

3. Pon el producto que produce la fermentación en un bol pequeño, añade un poco de leche caliente y revuelve hasta que esté bien mezclado. Vuelve a verter la mezcla en el bol grande a razón de un tercio cada vez, revolviendo y mezclando bien. Revuelve una última vez, asegurándote de que todo esté bien mezclado. Cubre el bol con una toalla gruesa y déjalo en un lugar tibio durante 6 a 8 horas, o toda la noche (si en tu casa no hace bastante calor, puedes ponerlo en un horno de gas con el piloto encendido o en una cazuela con agua caliente en el horno para aumentar la temperatura).

INGREDIENTES

1 litro de leche entera o semidescremada

1-2 cucharadas de yogur natural para iniciar la fermentación o 1-2 cucharadas de un producto comercial (disponible en las tiendas naturistas).

4. Cuando el yogur haya cuajado, cubre el bol con film y ponlo en el refrigerador durante 8 horas antes de servirlo. Si quieres que sea más espeso, vierte el yogur frío en una bolsa de muselina o estopilla, cuélgala por encima de un recipiente y déjala escurrir.

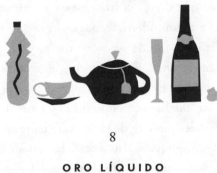

8

ORO LÍQUIDO

EAU DE VIE

Cualquiera que haya ido a la escuela sabe que el agua es la esencia de la vida. Hace poco, hemos sabido que se gastaron cerca de mil millones de dólares para descubrir si alguna vez hubo agua en Marte. ¿Por qué? Porque sin agua, lo que nosotros consideramos vida nunca habría existido allí. Y si dejáramos de beber agua, nuestra existencia aquí en la Tierra sería breve. El agua supone el 70% de nuestro peso corporal, el 80% de nuestra sangre, el 70% de nuestros músculos y el 85% de nuestra materia gris, lo que tal vez explique por qué las personas que han sufrido deshidratación deliran mucho antes de que sus otras funciones corporales dejen de funcionar. Dados estos hechos, más ciertos que la mayoría de las afirmaciones "científicas" que figuran en los libros de dietética, resulta un tanto misterioso que los estadounidenses no beban agua en mayores cantidades, sobre todo porque es un método fundamental para controlar el peso y no supone hacer ningún sacrificio, como sabe cualquier francesa. De hecho, si bebieras cuatro o cinco vasos de agua más por día, sería muy fácil que con el tiempo perdieras unos kilos.

Como en todos los casos, el placer es la clave para comprender la línea que divide a franceses y estadounidenses. La mayoría de las estadounidenses apagan la sed con bebidas sin alcohol, café, jugos y quizás un poco de té, y lo mismo hacen muchas latinoamericanas. Es cierto que el agua es el elemento principal de todas esas bebidas, pero algunas, en especial las que contienen cafeína, también son diuréticas y fomentan la pérdida de líquidos. La única manera de beber suficiente agua es beberla pura, pero parece que en su mayoría, las estadounidenses no disfrutan bebiendo agua pura. Prefieren que tenga algún sabor, incluso si es el del café recalentado, o el que dejan las bebidas dietéticas. Sin embargo, la mayoría de las mujeres saben que deberían beber más agua, así que suelen añadir un par de vasos diarios a las otras bebidas sin alcohol. Pero sólo se están engañando a sí mismas, al igual que las que cargan con su botellita de agua mineral pero que en realidad sólo beben unos sorbos al día; ni siquiera se acercan a la cantidad que el cuerpo necesita para estar hidratado y poder así eliminar las toxinas. Si quieres descubrir lo que el agua significa para tu piel, humedece una esponja seca y verás el efecto.

La mayoría de las personas no tiene en cuenta la cantidad de agua que perdemos en forma pasiva, sobre todo cuando hace mucho calor o mucho frío. Claro que perdemos agua al transpirar, pero si el aire es frío y seco, perdemos mucho líquido a través de la piel y la respiración. El cuerpo no es una bolsa impermeable; la piel absorbe agua, pero pierde la mayor parte. Globalmente, perdemos entre diez y doce tazas de agua diarias (incluso mientras dormimos) a través de la respiración, la transpiración y los desechos corporales. Como puedes ver, incluso si bebes los ocho vasos diarios de rigor, puede que no sea suficiente, sobre todo si usas un vaso pequeño. La clave para alcanzar la salud y aprovechar el poder del agua para perder peso sólo consiste en beber más agua de la que pierdes.

En mi oficina de Nueva York hay una fuente de agua con un gran recipiente invertido que el encargado del mantenimiento se ocupa de llenar. En cierta oportunidad, me confesó que su vida era más fácil cuando yo no estaba. Como yo casi no le doy trabajo, me desconcerté. Él me lo explicó con una sonrisa pícara.

—Es por las botellas de agua, señora. Cuando usted está de viaje, duran una semana, pero cuando está aquí, he de reponerlas cada dos días.

Entonces comprendí que el personal no bebía agua durante todo el día; nuestro saludable equipo (en su mayoría mujeres) no tiene ningún problema para ir al bar a tomar un café o una bebida sin alcohol. Pero rara vez veo a alguno junto al recipiente de agua, el proverbial punto de reunión de los estadounidenses para holgazanear.

La diferencia con nuestra sede central parisina no podría ser mayor. Todos los días distribuyen allí una botella de agua de un litro en todas las oficinas y escritorios, y si no fuera suficiente (¡y no lo es!) hay una habitación siempre llena de botellas donde cualquiera que lo desee puede conseguir otra. Durante las reuniones hay botellas de agua en toda la sala, pero no pasa lo mismo en Estados Unidos. Después de unas horas, incluso los botellines encima de la mesa de reuniones permanecen intactos, aunque la cafetera automática se vacía y las latas de Diet Coke desaparecen.

Y esto no sólo ocurre en las oficinas. Me he alojado en numerosos hogares estadounidenses y he notado que el agua de una única botella en el refrigerador conserva el mismo nivel durante días, mientras que los refrescos, la cerveza y todo tipo de bebidas azucaradas se consumen en envases de tamaño familiar. Huelga decir que es improbable que los niños que nunca han visto a sus padres bebiendo agua desarrollen esta costumbre por sí mismos.

En Francia, cuando visito a mis parientes más jóvenes, aún observo una costumbre que reconozco de mi propia infancia. Todo el mundo bebe un gran vaso de agua al levantarse. En cada comida, siempre hay una gran botella de agua mineral en la mesa. Todos beben agua a lo largo del día… y no la conservan en el refrigerador. (A veces, la aversión a beber agua está provocada por la sensación desagradable de beber algo frío. Quizá descubras que beber agua a temperatura ambiente no te provoca dolor en la garganta ni los dientes, por no hablar del estómago.)

Los franceses no beben agua del grifo porque en general el sabor no es lo bastante bueno. En parte, la aversión a beber agua de los estadounidenses tiene su origen en una renuencia sensata a comprar lo que consideran que debería ser gratuito. A algunos la existencia de una gran variedad de aguas embotelladas puede parecerles una afectación. Incluso en las ciudades estadounidenses, hay docenas de marcas en los estantes del supermercado. Quizá les parezca una cosa más con la que cargar y algo evidentemente más caro que lo que fluye del grifo. De hecho, es posible que no te pase nada si bebes el agua que sale del grifo, pero si no bebes una cantidad suficiente, has de preguntarte por qué.

En casa de mis padres, las aguas sin gas (*eaux plates*) preferidas eran Vittel y Volvic, y Badoit era la única marca de agua con gas (*gazeuse*) que nos gustaba y aún nos gusta. Hace muchos años, nos quedamos colgados de la siguiente cancioncilla: "*Et badadi et badadoit, la meilleure eau c'est Badoit*". Hemos probado otras marcas, pero siempre volvemos a ésa.

Los franceses son los segundos mayores consumidores de agua con gas del mundo (después de los italianos). Preferimos *l'eau plate*, el agua sin gas, de la que hay mucha variedad. En "Colette", un restaurante parisino (en realidad es una tienda con un restaurante y un bar en el sótano), disponen de unas cien marcas de agua provenientes de todo el mundo. Beber agua se ha convertido en algo tan chic que ahora existe una palabra para describir a los entendidos: "acuanomistas"; y el agua tiene sus *crus*, sabores y un vocabulario específico. Una variedad se diferencia de otra según el contenido de sales minerales.

Por otra parte, hemos de comprender que la sed a menudo puede confundirse con el hambre; con mucha frecuencia, cuando sentimos *un petit creux* o *une petite faim*, en realidad tenemos *une petite soif*. De modo que confundimos un poco de sed con un poco de hambre, debido, como es lógico, a que si bebemos demasiado poco líquido y dependemos excesivamente del agua que contiene lo que comemos, asociamos el apagar la sed con comer algo. Por el mismo motivo, el agua es un poderoso *coupe faim*: reduce el hambre. Si adoptas la costumbre de llenarte el estómago de agua, te sentirás más satisfecha y menos nerviosa.

Tengo mis propias teorías acerca de beber una cantidad

suficiente de agua. Es cierto que llevo una botella en el bolso, pero más bien se trata de un *en-cas*, no de mi provisión diaria. Para obtener el máximo beneficio, has de beber agua durante todo el día. Yo bebo un vaso al levantarme, otro al acostarme y muchos a lo largo del día. Siempre bebo un vaso de agua treinta minutos antes de las comidas (ya no he de pensar en ello: se ha convertido en un reflejo), y no bebo agua con la comida, ya que ralentiza la digestión. (Sin embargo, sí recomiendo que bebas agua durante la fase de reestructuración y de estabilización: lo que se pierde en velocidad digestiva está compensado por el volumen carente de calorías proporcionado por el agua.) Por otra parte, beber agua con gas es una cuestión de gusto personal y depende del estado de tu intestino, que no siempre acepta una cantidad adicional de gas. Yo sólo la bebo de vez en cuando. Pero en verano considero que un vaso de agua con gas con unas gotas de limón resulta maravillosamente refrescante. Y me encanta el *citrón pressé*, por supuesto, tomado en mi café predilecto del bulevar St. Germain.

Lo maravilloso del agua, al margen de que no contiene ni una sola caloría, es que a efectos prácticos, es imposible beber demasiada. Es esencial para todas las funciones corporales e incluso eliminarla es bueno, ya que te deshaces de las toxinas y evita los depósitos minerales. (La gente que alguna vez ha tenido un cálculo renal, nunca más ha escatimado la ingesta de agua.) El agua también ayuda a mantener el equilibrio de los electrolitos del cuerpo y puede aliviar cualquier cosa, desde los calambres musculares (¿has oído hablar de ellos?) al dolor de cabeza, la debilidad y el cansancio. Y no olvidemos *les coups de vieux* (achaques de ancianos). El agua es mi lubricante preferido y me reconforta en cuerpo y alma. Beber más agua tendrá más efectos positivos para tu cutis que todas las moléculas de alta tecnología que puedes meter en un tarro. Si existe una fuente de la eterna juventud, lo que mana de ella es H_2O en estado puro. Así que hazte amiga del agua.

Si comes de manera saludable, obtendrás alrededor del 40% del agua necesaria a partir de los alimentos, pero sólo si comes una buena variedad de fruta y verdura. (Las chuletas de ternera que te gustan no contienen mucha agua.) Lo demás depende de ti, así que ¡salud! Prueba diversas aguas minerales para ver cuál te gusta más. (¡Recuerda a Tim Robbins en *The Player*, que pide una marca diferente en cada escena!) Si prefieres beber agua del grifo, compra un purificador o un filtro. Finalmente, en la medida de lo posible, aumenta la ingesta de líquidos que no tengan efectos diuréticos. Yo prefiero sopas y tés de hierbas (no me gusta el té verde, pese a sus propiedades milagrosas) e incluso cantidades moderadas de leche y jugos de fruta fresca diluidos.

En Francia sólo suelen tomar café para el desayuno y al final de una comida. No bebemos café durante todo el día, como los estadounidenses; es una pésima costumbre. Si no has bebido agua antes de la primera taza de café, empezarás el día en números rojos, puesto que la cafeína agota las reservas de agua (que ya han disminuido durante el sueño). Los franceses no han adoptado la costumbre de beber té (quizá debido a la relación secular con los británicos). Aunque el número de los salones de té ha aumentado (sirven tés exóticos), me temo que su cometido básico es atraer a más turistas en busca de otro lugar para comer pastas. Tanto en casa como en los restaurantes, los franceses tomamos tisanas (infusiones de hierbas elaboradas con una amplia variedad de plantas: cualesquiera excepto la del té).

Como casi no contienen cafeína son casi tan buenas como el agua pura, y hace años que forman parte de nuestro repertorio gastronómico, y en general se consumen después de cenar o antes de acostarse.

En casa, todos éramos adictos a las infusiones. Quizá se trataba de un truco de mi mamá para que todos bebiéramos agua antes de acostarnos, pero también lo recuerdo como un placer sensual. Preparar y compartir una aromática tetera justo después de cenar los días de semana y también los fines de semana, era un ritual familiar, la excusa cotidiana para reunirnos al final de la jornada. Me encantaba elegir la tisana. Siempre había entre seis y diez tarros llenos de las hierbas secas que habíamos recogido en el bosque detrás de la casa de mi abuela en Alsacia, o en las vacaciones de verano en Provenza. Mis abuelas y mis tías me enseñaron a preparar numerosos remedios caseros: *verveine* (verbena, con su sabor cítrico) y *tilleul* (tila, conocida por su sabor a madera) que se tomaban a cualquier hora, pero sobre todo después de las comidas; *camomille* (manzanilla, de aroma floral y sabor parecido a la manzana) para dormir; *menthe* (menta) servida a todas horas en Marruecos (quizá se trata de una costumbre colonial importada) como digestivo, etc. A veces preparábamos nuestras propias mezclas aromáticas y las conservábamos en saquitos: a su lado, los desteñidos saquitos de té del supermercado de hoy en día parecen estériles e inertes.

Mientras tomábamos la última bebida de la noche, solíamos hablar de los planes para el día siguiente o sobre algo interesante que alguno de nosotros había leído u oído; los días de semana suponía un ritual social de quince minutos de duración, pero los fines de semana —y siempre cuando había invitados— podía prolongarse durante un par de horas. No comíamos nada, sólo bebíamos. Recuerdo particularmente mis días de estudiante en París, cuando regresaba a casa una vez al mes; mi mamá y yo éramos las últimas en acostarnos y nos quedábamos charlando hasta las dos o las tres de la mañana bebiendo tazas de tisanas... y después dormíamos como los angelitos.

Vivre de pain, d'amour, et d'eau fraîche, es el dicho francés: vive de pan, amor y agua fresca. Nada podría ser más elemental.

MANGE TA SOUPE (CÓMETE LA SOPA)

Como ya he dicho, hay que tomar agua a lo largo del día y las sopas son una manera estupenda de conseguirlo, a la vez que te dejan maravillosamente saciada y contienen pocas calorías. Quizá los franceses seamos los mayores consumidores de sopa del mundo. Cuando yo era pequeña, solía ser el plato principal de la cena. Dado que la comida principal era el almuerzo, la cena se limitaba a ser *une assiette de soupe* (un plato de sopa) y una porción de queso, o un huevo pasado por agua, o una pequeña ensalada y después fruta. Las sopas eran un asunto serio. Todas eran caseras y preparadas en *le plus grand pot*, la cazuela más grande, lo que podía suponer una buena o una mala noticia, según la sopa que fuera, puesto que los "aromas" invadían la casa durante todo el día.

Una de mis sopas predilectas era la de pollo, a la que se añadía pasta en forma de letras. Yvette, nuestra *nounou* (niñera), aborrecía las cenas interminables en las que nos entreteníamos formando palabras en el plato de sopa. Intentaba meternos prisa, diciendo:

—*Mange ta soupe*. —Un buen consejo, la verdad. Otra sopa que nos encantaba era la de *vermicelle* y también la de verduras, que por supuesto cambiaba según la temporada. La sopa era un maravilloso plato principal, sobre todo en invierno, cuando nos proporcionaba calor. También había otras, ésas que generalmente no les gustan a los niños, e Yvette debía recurrir a algún truco para que las comiéramos. La sopa de zanahoria no estaba mal, pero nos disgustaban las de lentejas, espinacas, puerros o col —cuyos olores extraños invadían la cocina— que es donde comíamos excepto el domingo para almorzar. Tomar la sopa después de haberla olido todo el día suponía una cruz para los niños, pero no para los adultos. Yvette inventaba historias complicadas para distraernos y, justo cuando llegaba a la parte más interesante, decía:

—*Mange ta soupe* y nos obligaba a tomar un par de cucharadas más antes de proseguir. En el peor de los casos —que ocurría cuando la sopa era de col, a la que llamábamos *la soupe des paysans* (sopa de campesinos), la única manera de conseguir que vaciáramos los platos era la promesa de recibir alguna recompensa posterior. Conseguir que acabáramos la sopa era un trabajo duro (pobre Yvette: su novio la estaba esperando, pero ella nunca sabía a qué hora saldría de casa). Sin embargo, al llegar a la adolescencia, nos habíamos convertido en auténticos ciudadanos franceses y comíamos todas esas sopas, incluso las "apestosas", con placer. Es mejor aprender a comer sopa de manera regular cuando se es niña, pero nunca es tarde para hacerlo, y así sacarás provecho de uno de los secretos fundamentales de las francesas. Si tuviera que elegir la sopa de mi infancia que más gustaba, sería la *soupe aux légumes* (sopa de verduras) que mi mamá preparaba al mediodía en invierno, quizá dos veces al mes, acompañada de panqueques de papa o manzana.

Para 8 personas

Mi mamá cocía todas las verduras en agua. Aunque siempre incluía papas, la elección de las demás verduras solía depender de su disponibilidad.

1. Pela las verduras. Corta las papas y la col en dados; lava los puerros con cuidado y córtalos al través. Corta las zanahorias y el apio en rodajas y las cebollas en cuartos. Debería haber unas 10 tazas de verduras en total. Usa la misma cantidad de agua.

2. Pon todas las verduras en una cazuela grande. Condiméntalas con pimienta recién molida, añade la sal, el tomillo, las hojas de laurel, el perejil y mézclalos con las verduras. Añade el agua. Cubre la cazuela y hiérvela a fuego lento durante 1½ horas.

3. Elimina las hojas de laurel. Escurre las verduras y reserva el líquido de cocción. Tritura las verduras y añade el líquido de cocción que creas necesario. Vuelve a hacer hervir la sopa. Comprueba el punto de sal y sírvela.

INGREDIENTES

2 papas (de unas 4 onzas o 120 gramos cada una)

1 col pequeña

2 puerros

2 zanahorias

2 ramas de apio con sus hojas

2 cebollas amarillas medianas

Pimienta recién molida

2 cucharaditas de sal

½ cucharadita de tomillo seco

2 hojas de laurel

1 ramito de perejil fresco

10 tazas de agua

. . . .

A finales de otoño, mi mamá añadía los últimos tomates del huerto a la sopa, y a mediados de invierno, la mitad de un apio-nabo, pero puedes añadirle lo que te guste y tengas a mano.

. . . .

SOPA DE ZANAHORIAS RÁPIDA Y SENCILLA

Para 4 personas

INGREDIENTES

5 tazas de zanahorias
peladas y en rodajas

1 pizca de azúcar

Sal

Pimienta recién molida

1 cucharada de mantequilla

Eneldo o cilantro fresco

1. Pon las zanahorias en una cazuela junto con la misma cantidad de agua hirviendo. Cuécelas hasta que estén *al dente*, unos 15 minutos.

2. Tritura y sazona a tu gusto con una pizca de azúcar, sal y pimienta. Justo antes de servirla, añade una cucharada de mantequilla y un poco de eneldo o cilantro frescos.

. . . .

CREMA DE ZANAHORIAS "ELEGANTE"

Para 4 personas

1. Lleva 10 tazas de agua a ebullición. Añade las hojas de laurel y todas las verduras. Hiérvelas a fuego lento durante 45 minutos.

2. Elimina las hojas de laurel y tritura las zanahorias. Añade el azúcar y la crema espesa y calienta la mezcla a fuego suave hasta que esté muy caliente. Sazona con sal y pimienta. Ralla un poco de nuez moscada por encima.

INGREDIENTES

2 hojas de laurel

5 tazas de zanahorias peladas y en rodajas

4 cebollas medianas peladas y en rodajas

1 cucharada de azúcar

2 cucharadas de crema espesa

Sal y pimienta recién molida

1 nuez moscada

SOUPE EXOTIQUE

Para 4 personas

INGREDIENTES

2½ tazas de leche
semidescremada

1 taza de almendras
finamente molidas

¼ cucharadita de extracto
de almendras amargas

1 libra (½ kilo) de
habichuelas

1 cucharada de vinagre de
vino tinto

Medio mango muy maduro

1½ cucharaditas de jugo de
lima fresco

Nuez moscada recién
rallada

Sal y pimienta recién
molida

1. Mezcla 1½ tazas de leche con las almendras molidas y déjalas reposar 30 minutos. Mézclalas, pásalas por un colador y añade el extracto de almendras.

2. Limpia las habichuelas y ponlas en una cazuela de agua hirviendo con poca sal. Cuécelas durante 8 minutos. Escúrrelas. Lávalas con agua fría y pásalas por la batidora con el resto de la leche. Añade el vinagre y comprueba la sal. Reserva la mezcla.

3. Pela y pica el mango y tritúralo con el jugo de lima y una pizca de nuez moscada recién rallada. Reserva la mezcla.

4. Combina la mezcla de almendras y leche con el puré de habichuelas y sírvelo a temperatura ambiente en un plato de sopa. Rocíalo con la mezcla de mango y añade sal y pimienta al gusto.

. . . .

NOTA: PUEDES PREPARAR LOS PASOS 1-3 CON ANTELACIÓN. PARA QUE SEA MENOS ESPESA, UTILIZA MENOS ALMENDRAS Y MÁS LECHE, O MITAD LECHE, MITAD AGUA.

. . . .

Faites simple (Simplifica tu vida), aconsejó Escoffier, y eso es precisamente lo que aprenden a hacer todos los grandes cocineros. Lo más probable es que el maestro se refiriera a los alimentos sólidos, pero según mi parecer, la regla también debería aplicarse a los líquidos, que es como los franceses consideran el vino. Tiene calorías, nutrientes y sabor. No consideramos que su capacidad de emborracharnos tenga importancia, ya que para la mayoría de los franceses el vino es un regalo divino para ser disfrutado, no para abusar de él. Baudelaire, el poeta francés, dijo que si los humanos dejaran de producir vino, se generaría un vacío en la salud y la inteligencia humanas, y que ese vacío sería peor que todos los excesos que éste provoca. Bebemos vino no para embotar nuestros sentidos sino para despertarlos. Y tiene una gran importancia para el disfrute de la comida.

Mi mamá, que desde muy temprano me enseñó a valorar la sencillez en todas las cosas, nunca sirvió otro aperitivo que no fuera champagne. Su razonamiento era sencillo: las bebidas fuertes requieren un bar, una parafernalia especial y diversos tipos de copas, además de tener que agitarlas o revolverlas. Y aún más importante: más que despertar las papilas gustativas, las insensibiliza. Si has dedicado tiempo y dinero en preparar platos deliciosos para tus invitados, lo último que deseas es que sean incapaces de saborearlos. ¡Eso eliminaría uno de los principales temas de conversación!

Hoy en día, tras años de un aumento continuo en la apreciación del vino, he notado que los estadounidenses tienden a volver a las bebidas fuertes. En los restaurantes es habitual que, especialmente los jóvenes, beban algo fuerte mientras esperan en la barra y después sigan con la misma bebida durante la cena. El contenido alcohólico de dichas bebidas puede ser entre tres a cuatro veces mayor que la de la misma cantidad de vino, así que consumen muchas más calorías y su sentido del sabor disminuye. Además, si hace eso, te sientes menos satisfecha e invariablemente comes más. Quizá sea la clave para comprender por qué sobreviven algunos restaurantes que sirven comida mediocre. (Por cierto que los márgenes de ganancias proporcionados por el alcohol son mucho más elevados que los de la comida.)

Si aún no te has convertido en una amante del vino, has privado a tus papilas gustativas de un mundo de sabores y quizá te has expuesto a buscar compensación comiendo en exceso. El vino no sólo es ideal para acompañar la comida: además de generar una interacción de sabores que estimula la mente y supone una experiencia mucho más satisfactoria, aumenta el valor ritual de la comida y te ayuda a verla bajo un aspecto diferente. El vino proporciona una atmósfera de seriedad, cordialidad, refinamiento y lujo, y todo ello contrarresta la tendencia a comer de manera mecánica e irresponsable. (¡Si has abierto una botella de vino, es improbable que comas mirando la televisión!)

El vino también es bueno para la salud, a condición de beber pequeñas dosis diarias y siempre, siempre, siempre con la comida. (A las francesas les parece extrañísimo beber una copa de Chardonnay como si fuera un cóctel. El sabor completo del vino sólo se revela acompañado del alimento idóneo.) Aparte de contener menos calorías por cm^3 que la mayoría de las bebidas alcohólicas, el vino de buena calidad también contiene muchos nutrientes y es sabido que tiene antioxidantes, reduce la tensión y el colesterol malo. ¿Cuántos placeres líquidos tienen características semejantes?

Para muchos no franceses, el problema parece consistir en que se sienten intimidados ante el dilema: "¿Qué vino elegir?" A veces responden: "¿Vino? Sí claro, lo bebemos en alguna ocasión especial". Para los franceses, en cambio, el vino forma parte de la vida cotidiana y para la mayoría, la elección no supone un problema. Aunque en general, los franceses sólo conocen los vinos de su región. Sin embargo, creo que vale la pena hablar del vino porque en parte explica por qué las francesas no engordan.

En Francia, todos los niños saben qué es el vino. Vemos a nuestros padres beber una copa en cada comida y naturalmente queremos probarlo. Solían darnos un poco de vino mezclado con agua en el almuerzo de los domingos. Pero de vez en cuando, alguien cometía una travesura. Recuerdo algunas comidas muy prolongadas con toda la familia —después de la comunión de un primo, por ejemplo— cuando algunos de los chicos, sobre todo los varones, esperaban el momento en el que los adultos iban a dar un paseo por el jardín. Entonces aprovechaban para entrar sigilosamente al comedor vacío y beber el contenido de las botellas y las copas que no estaban vacías. Había champagne, vino blanco, tinto y vino dulce: mezclaban todo y compartían el brebaje a toda velocidad. En general, la fiesta no duraba demasiado. Pero sí lo suficiente: para cuando los descubrían, ya estaban mareados, y algunos vomitaban. Pese a todo, era una de esas lecciones que has de aprender cuanto antes mejor: "Bebe con moderación... ¡y no mezcles!"

Mi primera introducción oficial al vino —y esto es verdadero— ocurrió en el corazón de la región del champagne, en un lugar muy cercano de donde me crié, en Lorraine. Allí vivían dos de los amigos más íntimos de mis padres: un arquitecto *bon vivant* que trabajaba para la ciudad de Reims, la capital mundial del champagne, y su menuda y encantadora mujer. Por desgracia no era muy buena cocinera y dependía de su marido como consejero gastronómico; lo llamaba *mon petit Jésus*. Como mi padre, era miembro de la asociación de colombófilos. Los Lion acudían a menudo al célebre *déjeuner du dimanche* de mi mamá; monsieur Lion aportaba su talento y entre él y mi mamá preparaban comidas aún más fabulosas. Para corresponder a nuestra hospitalidad, nos invitaban a nosotros y a otros amigos a Reims, donde el señor Lion dejaba que mi mamá adoptara el papel principal en su maravillosa cocina; como disponía de dos, podía elegir entre ambas. En su amplia finca había una casa principal y un chalet veraniego. La cocina del chalet estaba decorada de blanco y equipada con lo más moderno del mercado; la de la casa principal parecía un museo, con maravillosos hornos antiguos y azulejos de cerámica. *Mamie* la adoraba y todos se volvían locos con sus platos.

Algunas veces al año, partíamos de casa el domingo por la mañana temprano y mi mamá, tras recibir carta blanca, cocinaba toda la mañana *chez Lion*. Cuando llegaban los huéspedes servían champagne y el señor Lion consideraba que los niños deberían beber *une petite goutte* (un sorbito). Nunca lo olvidaré. Primero nos enseñó a sostener la copa. No era como con el vaso en el que probábamos el vino mezclado con agua en casa. ¡Ése no era el recipiente adecuado para el rey de los caldos! El señor Lion quería iniciarme en uno de los rituales importantes de este mundo. Imagínate a una niña de seis años sosteniendo una copa de champagne: agarré la copa con mi mano pequeña y regordeta, pero el señor Lion me explicó que así calentaría el champagne. Me mostró la manera correcta de sostener la copa en forma de tulipa: por el pie o la base. Yo estaba muy impresionada. El señor Lion era un hombre muy corpulento según el estándar francés y tenía ese curioso apodo, así que hasta ese momento me había intimidado un poco. Ahora el "pequeño Jesús" se había convertido en mi amigo. Y él adoraba el champagne. ¡Qué confusión tan deliciosa! Todavía recuerdo los primeros sorbitos. Por una vez el fin de semana me proporcionó una buena historia para compartir con mis compañeros de clase el lunes siguiente. Ninguno había probado champagne ¡y mucho menos en una auténtica copa de champagne! Supuso una compensación para esos fines de semana cuando me arrastraban a buscar setas —algo muy fuera de onda para chicos franceses— mientras mis amigos iban al cine. (Mi familia insistía en que el tiempo compartido debía estar dedicado a la comida, no a estar sentado en silencio en la oscuridad, viendo una película.)

Resulta que el champagne que bebí era Veuve Clicquot, y, algunos meses después, durante una de nuestras habituales visitas a los Lion, nos llevaron a las bodegas de la célebre casa de Champagne. Era su champagne predilecto, y el domingo por la tarde, cuando nos disponíamos a partir, el señor Lion cargaba una caja en el maletero, en agradecimiento a mi mamá. De modo que también se convirtió en nuestra marca predilecta, algo que no resulta sorprendente: la calidad nunca es difícil de vender. Pero lo que menos me imaginaba en aquel momento era que la gran marca Veuve Clicquot se convertiría en el trabajo de toda una vida.

Cuando estudiaba en París y después de adelgazar con la

ayuda del doctor Milagro, decidí celebrarlo con una fiesta. Me dirigí alegremente a la tienda para comprar seis botellas de champagne. ¡Para mi desconcierto, y la risa del dueño, el dinero apenas me alcanzaba para comprar una! Cuando se lo conté a mi mamá durante nuestra habitual conversación telefónica de los domingos, se apiadó de mí y dijo que me enviaría un cheque. Nos había enseñado el valor de la mayoría de las cosas, pero desafortunadamente no su precio, así que aquello supuso una lección para mí.

Como era de esperar, todos mis amigos de la universidad quedaron muy impresionados. Mi preciosa ofrenda fue —metafórica y literalmente— aclamada por todo el mundo. Nunca falla: el champagne siempre crea un ambiente festivo. Tras haberlo descubierto, decidí allí mismo que a partir de ahora ahorraría para poder celebrar una fiesta con champagne, o no la celebraría en absoluto. El buen champagne supone una gran diferencia.

Verdaderamente, soy una de esas personas afortunadas a la que le pagan por hacer algo que le gusta. Verás: el champagne aún me deleita, y mucho. Para mí, es mágico. Y también es un vino sumamente femenino. Adoro todo lo relacionado con él: su seductor color miel, las diminutas burbujas (que danzan para ti), los aromas y los sabores (cítrico, pera, manzana, frutos secos, brioche) y el maravilloso y prolongado resabio a levadura. Me encanta el estado de ánimo que crea el champagne, una sensación que no genera ningún otro vino: celebración, alegría de vivir. También lo considero un vino muy indulgente: el contenido teatral de la copa hace que sea difícil beberlo de prisa, y nunca me he emborrachado con champagne ni me ha provocado resaca. Claro que lo bebo con moderación y siempre acompañando la comida. Como con todas las cosas buenas de esta vida, el equilibrio es fundamental.

Durante más de veinte siglos, los vinos de la región de Champagne han estado presentes en todos los acontecimientos felices del mundo, pero nosotros "los plebeyos" sólo hemos podido beberlo a partir de la Revolución Industrial a finales del siglo XVIII. Antes era el vino de los reyes y la aristocracia.

Durante las últimas décadas he disfrutado de la oportunidad de compartir una copa casi diaria de champagne con alguien a quien conocí gracias a mi trabajo, ya sea en París, Nueva York, Santa Bárbara, Bali, Cerdeña, Kioto, Mikonos, Provenza, Puerto Rico, San Francisco, Miami, Nantucket e innumerables otros lugares. Como me dice Edward: "Haces felices a las personas. ¡Es como tener una varita mágica!"

Siempre lo he sabido. La primera vez que me instalé en Nueva York, tuve que visitar a un amigo en el hospital. Naturalmente, le llevé una botella de champagne. Según la costumbre francesa, has de llevar champagne o flores y, conociendo a mi amigo, opté por lo primero. Pero la enfermera de guardia ni siquiera me dejó atravesar la puerta. Fue un desconcertante ejemplo del choque de culturas. En Estados Unidos, y debido a la liga antialcohólica y la decimoctava enmienda de la Constitución, la presencia del champagne en un hospital provoca escándalo. En Francia hay tebeos donde aparece un médico sentado junto a la cama de un convaleciente, bebiendo a su salud.

Hoy en día, cuando almuerzo con amigos, a menudo descubro que somos las únicas personas del restaurante que beben champagne, incluso si lo que comemos es un sencillo plato de ostras con un poco de buen pan y mantequilla. "¿Qué diablos estarán celebrando a mediodía?", parecen preguntarse las personas que beben cócteles de color anaranjado intenso en la barra. La vida, supongo. Marlene Dietrich solía decir que el champagne hace que todos los días parezcan domingo. Eso lo resume a la perfección.

Hoy hay cada vez más champañerías en Francia. La variedad es estupenda. De hecho, una de las más antiguas: "Pop's for Champagne", está en Chicago y hace más de veinte años que la visito a menudo.

Beber champagne sigue siendo el mejor truco para despertarme el apetito y el paladar. (Recuérdalo: estar preparada para disfrutar del placer de comer es esencial para sentirse satisfecha comiendo raciones adecuadas.) También es un vino que puede acompañar una comida, ya que es un buen complemento para muchos platos: ¿sabías que es ideal para acompañar una pizza, puesto que su acidez contrasta con el sabor del aceite y el queso? No me atrevería a decir que sirve para acompañar cualquier cosa, como afirman algunos, pero no cabe duda de que es el vino más versátil que existe. Puedes hacer filigranas y servir champagne de diversas cosechas e incluso servir champagne rosado. O puedes limitarte a disfrutar del brut de ese año por aproximadamente el mismo precio que el de una buena botella de buen vino no espumoso. No compliques las cosas: evita servirlo para acompañar salsas muy picantes o con mucha crema. Y tampoco con alimentos que neutralizan su sabor, como alcachofas, espárragos y chocolate. También es divertido cocinar con champagne. Es mucho más elegante que hacerlo con un vino blanco cualquiera y, como sólo necesitarás una pequeña cantidad, podrás beber el resto de la botella con la comida.

He aquí una receta perfecta para una cena *à deux*, que impresionará a tu huésped. Cuando se la sirvo a mis invitados,

siempre me piden la receta y creen que he pasado horas coci-
nando, pero sólo lleva un poco más de media hora. Además, no
contiene grasa, sólo el pollo que se cuece en el champagne. Cocinar con vino realza el sabor, pero las calorías del alcohol se eva-
poran en el proceso. El vermut, el Pernod o cualquier vino,
tanto tintos como blancos pueden intensificar el sabor de un
plato, pero nada mejor que el champagne para que el resultado
final sea espléndido. A menudo he preparado este plato en un
día laborable cuando disponía de poco tiempo, sobre todo si
tenía invitados una noche entre semana. Una vez que está en el
fuego, este plato no necesita atención y te proporciona el tiempo
suficiente para preparar el resto de la cena. La receta es para
cuatro personas, así que me quedan los restos para preparar
unos buenos sándwiches de pollo.

POLLO AL CHAMPAGNE

Para 4 personas

Empieza por comprar un pollo fresco de la mejor calidad y sabor que puedas encontrar. Hoy en día es cada vez más fácil conseguir pollos de corral. En cuanto al champagne, recomiendo Veuve Clicquot Etiqueta Amarilla Brut. (Quelle surprise!) *Bueno, éste es mi descargo de responsabilidad: trabajo para la empresa, pero también soy una adicta a su estilo y calidad opulentos y con mucho cuerpo. En todo el mundo se elaboran numerosos vinos espumosos de buena calidad, pero no saben igual que el champagne francés. E incluso éste varía bastante, según la procedencia de las uvas utilizadas, la elaboración y la crianza. El champagne posee dos características de confianza que permiten usarlo en la cocina (o beberlo). La primera es que es seco. El champagne es un vino austero de mucha acidez. Cuando preparo pollo no quiero que sea dulce, así que el champagne que mejor funciona es el brut. En segundo lugar, considero que el sabor que le confiere al pollo es muy agradable. El Veuve Clicquot se destaca por su cuerpo y su sabor, ya que ha sido elaborado principalmente con uvas rojas (Pinot Noir y Pinot Meunier), y alrededor de una tercera parte de uvas Chardonnay.*

INGREDIENTES

4 pechugas de pollo (con la piel y los huesos)

Sal y pimienta recién molida

Perifollo, estragón, o tomillo (opcional)

1 chalota cortada en cuartos

1 taza de champagne (recomiendo Veuve Clicquot Etiqueta Amarilla Brut)

1. Pon las pechugas en un recipiente de horno y condiméntalas. Vierte ½ taza de champagne por encima de las pechugas. Haz un corte en cada pechuga e introduce un trozo de chalota.

2. Pon el recipiente debajo del grill o broiler con las pechugas con la piel hacia abajo durante 3 minutos, hasta que estén doradas. Dales la vuelta y asa el otro lado durante 5 minutos.

3. Retira el pollo del grill o broiler, rocíalo con el jugo del recipiente y añade el resto del champagne. Regula la temperatura del horno a 475°F y hornea las pechugas durante 30 minutos, rociándolas de vez en cuando.

4. Sirve el pollo en un lecho de arroz integral. Las setas salteadas añaden un toque especial y van muy bien con el champagne. (Fríe setas limpias no muy picadas en una sartén caliente con un poco de aceite de oliva durante algunos minutos. Añade unas gotas de jugo de limón, salvia recién picada, sal y pimienta al gusto y 1 cucharada de mantequilla.) Vierte el jugo del pollo por encima de las pechugas y el arroz. Sirve el resto de la botella de champagne con la comida (unas 6 copas).

. . . .

Aunque entre todos los vinos prefiero el champagne, si no hubiera o no fuera lo indicado, me gusta beber una copa de cualquier vino bueno (lo que de ninguna manera es igual de caro) y tengo mis favoritos entre los blancos o tintos de prácticamente cualquier lugar del planeta donde producen vino. Me encantan los blancos secos, adoro un buen Chablis, un Mersault o un Riesling seco de mi amada Alsacia, un Sauvignon Blanc de Nueva Zelanda o un Chardonnay sin filtrar del valle de Napa. En cuanto a los tintos, opto por los suaves, entre livianos a medianos, como el Volnay de Borgoña y otros Pinot Noir, o los tintos de la Toscana o, cuando quiero algo más contundente, el Rhône. En realidad, no siento afición por los Cabernet —que contienen mucho tanino y alcohol— pero no me importa beberlos para acompañar los platos que exigen un vino fuerte.

A medida que me hago mayor, he descubierto que me sienta mejor beber sólo una o dos variedades de vino con las comidas, y no cambiar de vino con cada plato ni beber vinos elaborados con distintos tipos de uva. Y nunca tomo bebidas fuertes. Has de descubrir qué vinos prefieres y estar dispuesta a modificar tus gustos a medida que pasan los años. Mi primera opción es el Chardonnay y el Pinot Noir. Conocer los distintos tipos de uva es una buena manera de empezar a apreciar el vino. Éste no es el lugar indicado para un discurso acerca de qué vino ha de acompañar qué plato, pero como ilustración de algunas combinaciones clásicas muy satisfactorias, he aquí los siguientes ejemplos: Pinot Noir con salmón o pato; Cabernet Sauvignon con bistec y carnes asadas; Zinfandel con pavo; Chardonnay con pollo o langosta; Sauvignon Blanc con gambas (langostinos); champagne con prácticamente cualquier plato. Para resumir, existen dos reglas para emparejar la comida con el vino a las que siempre me atengo. Regla nº 1: beber vino tinto con la carne; vino blanco con el pescado y las aves de corral. Regla nº 2: olvida la regla nº 1 y bebe cualquier vino para acompañar cualquier plato, a condición de que apuntes la fórmula que te conviene y que te da más placer.

Bien, ¿cuál es la cantidad de vino que puedes beber sin que te haga daño? En promedio, las mujeres tienen una menor tolerancia frente al alcohol que los hombres, pero considero que una o dos copas al día son muy saludables. Además, soy incapaz de disfrutar de un almuerzo o una cena sin beber una copa de vino.

Sin embargo, de vez en cuando todos nos sentimos tentados a beber en exceso: por ejemplo en esas interminables comidas en los restaurantes, las reuniones sociales en vacaciones u otras ocasiones festivas cuando la copa siempre parece estar llena. Como he dicho, mi propio trabajo supone una tentación constante, y un exceso de alcohol no sólo elimina las inhibiciones (lo que podría provocar un desastre profesional) sino que además fomenta los excesos gastronómicos (y puede acabar con tu equilibrio).

A principios de mi carrera aprendí un truco muy útil. Cuando empecé a trabajar en el negocio del vino, me invitaron a visitar una importante empresa productora de champagne, donde todos los días había entre veinte y treinta huéspedes a la hora del almuerzo y de la cena. El personal trabajaba a jornada completa y también había una anfitriona (y relaciones públicas) a jornada completa, una maravillosa condesa de cuarenta y tantos años.

Un día nos sirvieron seis tipos de vino en un almuerzo que duró más de tres horas. Algunos huéspedes se levantaron de la mesa visiblemente mareados. Pero la condesa estaba fresca como una rosa y, al notar mi mirada de admiración, me llamó a un lado, encantada de compartir su sencillo truco: sólo bebía una única copa con cualquier comida, pero simulaba beber casi todo el tiempo. Me aconsejó que la observara esa noche, durante la cena. Como anfitriona, quien hablaría sería ella, ya sea para dar la bienvenida o hacer un brindis, así que naturalmente sería el centro de atención. Pero nadie notó que apenas se llevaba la copa a los labios y que sólo bebía un par de gotas. Cuando el camarero se acercó con la botella de vino, su copa seguía llena, de modo que se limitó a servirle más vino a los demás, y nadie notó nada. Algunos comensales bebieron dos o tres copas, pero la condesa sólo bebió un tercio de la suya. Hizo exactamente lo mismo durante el resto de la cena, asegurándose de no beber más de una copa en total, pero sin dejar de parecer la viva imagen de la cordialidad. Si no hubiera puesto en práctica el secreto de la condesa cotidianamente, nunca hubiera logrado conservar mi empleo durante todos estos años, ya que como ella, he de hacer de anfitriona con mucha frecuencia. A veces incluso he de hacer un almuerzo y una cena de trabajo en un mismo día, lo que supone comer tres platos y beber vino. Todo ello con moderación.

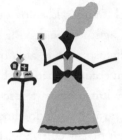

9

PAN Y CHOCOLATE

Hace poco vi una obra teatral breve en París, llamada *Les Mangeuses de Chocolat* (Las que comen chocolate). Tres jóvenes adictas optan por hacer una terapia de grupo y la terapeuta (que es una ex adicta) intentará ayudarle a cada una a descubrir su *élément déclencheur* (aquello que la hace adicta). Todas fracasan (¡sorpresa!) y nada se resuelve (es una obra francesa), pero hay montones de frases ingeniosas, algunas bastante certeras. Por ejemplo: una encuesta revela que nueve de cada diez personas reconocen que les encanta el chocolate... y la décima miente.

La obra era una sátira sobre una obsesión francesa: el chocolate, pero también sobre la comunidad terapéutica, algo que quizá no sería aceptable en Estados Unidos. Me lo tomé a broma, excepto una frase sobre las mujeres que comen chocolate *en cachette* (a escondidas). A los franceses eso les parece lo bastante tonto como para hacer un chiste, pero dada mi experiencia en Estados Unidos, no me hizo gracia. Las estadounidenses comen a escondidas con demasiada frecuencia, y ese comportamiento se parece mucho más a la culpa que al placer. Esa tendencia acompaña una actitud que debería modificarse. Nada es pecaminosamente delicioso; si hay algo que realmente te produce placer, como a mí comer chocolate, hazlo, pero con moderación. Hemos de evitar comer a escondidas y sentirnos culpables. Sólo disfrutarás comiendo chocolate a plena luz del día si lo haces como un placer cultivado. Lo mismo se aplica a otros excelentes alimentos que los estadounidenses han llegado a considerar prohibidos.

Las francesas comen chocolate (unos seis kilos anuales en promedio). También comen pan (¡hicimos una revolución para poder hacerlo!), otro ingrediente que figura en nuestra lista de alimentos delictivos. Pero recuerda: LAS FRANCESAS NO ENGORDAN. De hecho, he aquí otro aspecto de la paradoja francesa: simular que dichos placeres no existen, o tratar de eliminarlos de tu dieta durante un período prolongado, probablemente te hará engordar. La única consecuencia a largo plazo de la privación es el efecto yo-yo: hoy adelgazas, pero mañana vuelves a engordar. Es completamente inútil, sobre todo porque tanto el pan como el chocolate son buenos para ti.

Si comemos pan y chocolate (y lo haremos) y no queremos engordar (y no lo haremos), hemos de usar la cabeza, como me aconsejó el doctor Milagro. Maximizar las recompensas del placer sin dejar de minimizar el coste. De hecho, él insistió en que los pequeños placeres (*menus plaisirs*) eran la clave del éxito y según su receta, era imprescindible que comiera chocolate, pero en pequeñas dosis (*par petits doses*). También debía cultivar mi aprecio por lo que estaba comiendo. En resumen, me enseñó la manera francesa de disfrutar de aquellos alimentos que pueden ser un amigo o un enemigo, según cómo los tratemos. Las claves a tener en cuenta son: conciencia sensorial, sentido de las porciones y no perder de vista el bienestar global (*bien-être*).

Ya he confesado que *je rafolle de chocolat*, lo que básicamente significa que soy una "chocoladicta". Estoy convencida de haber heredado ese gen de mi mamá, que disponía de un sorprendente repertorio de recetas de postres con chocolate, además de una pasión por comerlo. Eso la convertía en una persona a la que era muy fácil hacerle regalos. Te ganabas su afecto trayéndole chocolate de Bélgica, Suiza o de cualquier buen fabricante francés. Hace unos años, cuando un célebre fabricante de chocolate de Lyon murió con más de setenta años, la nota necrológica publicada en *Le Monde* reveló que había comido una *tablette* al día durante la mayor parte de su vida, lo que dio pie a un chiste en la familia: que ahora había pruebas de que en Francia había al menos una persona que había comido más chocolate que mi mamá. Pero como vivió hasta más allá de los noventa tras comer chocolate todos los días, estoy segura de que al final le ganó.

Si la magnitud de la adicción del fabricante de chocolate no te impresiona, hemos de examinar tu relación con este producto. Porque según el estándar francés, aquel hombre de Lyon era extraordinario: muy pocos podían comer tanto chocolate y seguir haciéndolo de manera correcta. Y no se trata de que comer chocolate sea un deporte de competición. De hecho, cuando mi mamá disfrutaba de su dosis, era algo más parecido a la meditación zen. Nadie hablaba. Bastaba echarle una mirada a su expresión, sus labios, sus ojos... para que el silencio reinara en la casa. Era una manera natural de honrar a mi mamá, otorgándole el tiempo suficiente para disfrutar de uno de sus placeres más elementales. Saber apreciar esa explosión de sabores delicados, esa textura de una delicadeza suprema a medida que el chocolate se derrite en tu boca y empieza a deslizarse por tu garganta, para mí supone la máxima sensualidad en el comer. Es una experiencia fundamentalmente diferente de tragarse una barrita de chocolate de manera apresurada. Pero, ¿cómo se desarrolló esta locura inofensiva? La historia revela que la atracción ejercida por *Theobroma cacao* —que en griego significa "alimento de los dioses" y es la denominación botánica del chocolate— tiene raíces profundas.

El chocolate llegó a Europa procedente del Nuevo Mundo, en una época en la que se produjo más de un descubrimiento. Parece que los primeros en descubrirlo fueron los olmecas (1500-600 a.C.), que lo tomaban en forma de bebida sumamente energética, amarga y picante, y como una especie de proto-barrita energética reservada a los hombres (sacerdotes, príncipes y guerreros); estos creían que el mágico alimento aumentaba su capacidad guerrera y sexual, y la posibilidad de sobrevivir a las picaduras de serpiente. Pero nuestra propia versión se remonta a las civilizaciones precolombinas posteriores, de alrededor del 3000 a.C., cuando crecían árboles de cacao silvestres en las tierras cálidas y húmedas de mesoamérica, hoy México y Guatemala.

Para los aztecas y los toltecas, el chocolate no sólo era un elixir sino un símbolo de valor. Su sistema comercial estaba basado en el cacao, y el chocolate producido era consumido por nobles y mercaderes (todos hombres, por supuesto) en los banquetes. Seguía siendo muy amargo y picante, pero estaba mezclado con vainilla, miel y flores, y se servía frío y espumoso, generalmente al final de una comida acompañado de los tubos para fumar tabaco. Aparte de su poder energético (no cabe duda de que estas mezclas contenían un elevado nivel de cafeína), se lo consideraba afrodisíaco. Es sabido que, antes de visitar el harén, el emperador Moctezuma lo consumía en grandes cantidades, de diversos colores y en copas de oro.

La primera vez que los europeos probaron el chocolate fue en 1502, tras el cuarto viaje de Colón, pero no parece haber conquistado el gusto de los españoles hasta 1528, cuando además de regresar con bayas de cacao, Cortés también trajo una receta y las herramientas necesarias para preparar chocolate; pronto se convirtió en un producto de gran éxito en España. A partir de entonces, Europa nunca dejó de ser un continente poblado por fanáticos del chocolate. Se dice que María Teresa, la esposa de Luis XIV, le dijo al Rey Sol que sus únicas pasiones eran él y el chocolate (aunque uno se pregunta cuál de los dos valoraba más). Para el siglo XIX, nada menos que Brillat-Savarin, el gastrónomo más importante de la historia, proclamó que: "El chocolate es salud" y lo recetó para curar numerosas dolencias, mucho antes de que la ciencia confirmara sus propiedades terapéuticas.

Se ha demostrado que el chocolate amargo puro es "bueno para el corazón", puesto que contiene más antioxidantes que el té negro o el vino tinto, además de grandes cantidades de magnesio, hierro y potasio (todos vitales para la salud femenina). Además alivia la ansiedad y la depresión gracias a su contenido de serotonina y teobromina, que actúan sobre los neurotransmisores y tienen un efecto benéfico sobre el humor. Sin embargo, como también tiene un alto contenido en grasa, es mejor consumirlo después de una comida ligera que tras un gran festín, o solo, como estimulante.

Uno de los desarrollos más desalentadores del siglo XX fue la producción industrial del chocolate. Supuso la creación de un producto de inferior calidad, repleto de grasas perjudiciales, y el resultado fue que muchos estadounidenses jamás han probado el auténtico chocolate. La aparición de nuevos fabricantes de chocolate artesanal ha supuesto un alivio, ya que son apasionados adalides de los métodos tradicionales perfeccionados en el siglo XVIII. Es a estos fabricantes de chocolate —que ahora empiezan a surgir en todo Estados Unidos— a quienes debemos recurrir para disfrutar de la calidad que primero inspiró la adoración por el chocolate. Mi mantra relacionado con la calidad por encima de la cantidad es doblemente importante aplicado a algo tan poderoso como el chocolate.

El chocolate de calidad requiere mucha mano de obra y su elaboración es compleja. Requiere una cuidadosa selección, cultivo y cosecha del precioso fruto. Después sigue la fermentación y dos niveles de secado, seguido del tostado y otros procesos delicados antes de obtener la masa de cacao. Es imposible saber si la atención y el talento fueron los adecuados hasta haberlo probado. De la masa se extraen tres productos: licor, mantequilla de cacao y cacao en polvo. Estos son los materiales con los que trabaja el artesano para elaborar las tabletas de chocolate, *ganache* (una mezcla de chocolate con mantequilla, crema o un producto lácteo), *praliné* (una mezcla de chocolate con azúcar y almendras o avellanas molidas) o chocolate relleno de fruta o licor. "Totó, creo que ya no estamos en Hershey, Pennsylvania", quizá hubiera dicho Judy Garland en "El Mago de Oz", en referencia a las barritas Hershey.

Al saborear el chocolate, lo dulce, lo salado, lo ácido y lo amargo son la clave. Has de percibir la acidez en la cara interior de las mejillas y resulta esencial para la difusión de los aromas y la duración del sabor en la boca. Lo amargo se percibe en la punta de la lengua. Indica un chocolate con poco azúcar y es una buena característica, a condición de que no anule cualquier otra sensación. La textura también tiene gran importancia para el carácter: la suavidad, el crujido de la cobertura. La habilidad del artesano de jugar con el yin y el yang del chocolate: dulce-salado, dulce-amargo, ácido-amargo, duro-blando, crujiente-suculento, frío-tibio, explica por qué experimentar la obra de un maestro puede ser muy distinta de experimentar la de otro.

Para las francesas, el chocolate auténtico sigue siendo el negro, el amargo o, aún mejor, el extra amargo, que es el más puro y que contiene el porcentaje más elevado de sólidos de cacao: la sustancia que le proporciona su sabor característico. Aunque raras veces encuentras a alguien "a quien no le gusta el chocolate" un entendido jamás tocaría lo que consume el estadounidense medio: chocolate con leche, chocolate blanco o cualquier chocolate envasado de los que venden en los supermercados. Este producto se limita a ser comida basura repleta de azúcar, con un contenido de chocolate muy escaso y en general contiene colorantes y conservantes artificiales (el sabor del auténtico chocolate, al igual que el del café recién molido, sólo conserva su sabor completo durante muy poco tiempo).

Hay que reconocer que los franceses nos extasiamos con el chocolate: incluso existen museos y clubes dedicados al tema. Hay revistas sobre el chocolate, una *université du chocolat* y *salons du chocolat* (ferias). Se celebran degustaciones y concursos para determinar el mejor suflé de chocolate y el mejor macarrón. Algunos parisinos están dispuestos a atravesar el Sena sólo para comprar *grains de café* (chocolate en forma de granos de café) en una tienda famosa por ese producto. Y como Francia es Francia, hay *une Académie du chocolat*, que es la máxima autoridad. Siempre que regresaba a casa con un buen boletín de calificaciones, mi mamá decía *"Tu mérites la medaille en chocolat"* (Te has ganado la medalla de chocolate). Era un cumplido agridulce: en un país donde los honores nacionales se reparten de manera rutinaria según el enchufe que tengas, sólo un distintivo de chocolate podría suponer una auténtica medalla al mérito.

El valor del buen chocolate no disminuye. Muchas francesas suelen decir: *"Je déprime, donc je chocolate"* (cuando estoy deprimida, chocolateo, lo que significa que consumo un montón). Una vez que reconozcas la capacidad del chocolate para darle placer al paladar y proporcionar alivio psíquico, comprenderás que la inversión merece la pena. Afortunadamente, el chocolate de calidad supone que no necesites —ni deberías querer— consumir grandes cantidades para disfrutarlo. Un par de trozos de buen chocolate diarios no desequilibrarán tu presupuesto ni tu programa de adelgazamiento. Quienes no vivan cerca de las boutiques de chocolate que hoy empiezan a proliferar en la mayoría de las ciudades de Estados Unidos, pueden comprar chocolate de buena calidad en Internet, como el oscuro y delicioso Valrhona.

Y por supuesto que una pequeña cantidad de "alimento de los dioses" puede convertir el postre más sencillo en un sacramento.

Estas son cuatro de mis recetas familiares predilectas que incluyen chocolate.

BUDÍN DE ARROZ CON CHOCOLATE

Para 4 personas

Este plato es un maravilloso postre invernal, fácil y rápido de preparar antes de que lleguen tus invitados, y que podrás dejar en la encimera hasta la hora del postre.

INGREDIENTES

2 tazas de leche
½ taza de azúcar
1 pizca de sal
1 taza de arroz
½ cucharadita de extracto de vainilla
3 onzas (60 gramos) de chocolate amargo (de preferencia de 80% de cacao), en pequeños trozos

1. Vierte la leche, el azúcar y la pizca de sal en una cacerola y llévala a ebullición a fuego lento. Añade el arroz y cuécelo durante 20 minutos, revolviendo de vez en cuando hasta que haya absorbido la leche (si la mezcla se vuelve demasiado espesa, añade un poco más de leche para que el arroz permanezca cremoso). Incorpora la vainilla y revuelve.

2. Vierte el budín de arroz en 4 potecitos individuales e introduce los trozos de chocolate en el centro de cada molde con una cuchara. Resérvalos a temperatura ambiente. El chocolate se derretirá lentamente y se mezclará con el budín. Tus invitados podrán decidir cómo quieren comerlo: mezclando todo o empezando por comer el chocolate solo; dependerá del gusto y del humor de cada uno, y será una decisión complicada.

. . . .

FALSOS SUFLÉS
DE CHOCOLATE-EXPRESSO

Para 4 personas

Una vez que conoces la técnica y has adquirido un poco de práctica, los suflés son fáciles de hacer, pero no resulta práctico prepararlos cuando tienes invitados puesto que requieren atención y tiempo. Además, ante el temor de que resulte un fracaso no merece la pena el riesgo. Así que ésta es una receta de un suflé frío delicioso y elegante que puedes preparar con antelación.

1. Derrite el chocolate en la parte superior en una cazuela a baño maría.

2. Bate las claras a punto de nieve con la pizca de sal.

3. Mezcla las yemas con el chocolate con la batidora. Incorpora el café revolviendo. Añade ⅓ de las claras con suavidad, y después el resto.

4. Vierte la mezcla del suflé en 4 moldes, cubre con film y déjalos en el refrigerador durante 4 horas antes de servir.

INGREDIENTES

8 onzas (240 gramos) de chocolate amargo (mínimo más de 70% de cacao)

4 claras de huevo

Sal

4 yemas de huevo

2 cucharadas de café expresso cargado

NOTA: AUNQUE LA MAYORÍA DE LOS ESTADOUNIDENSES SIENTEN UN RESQUEMOR QUIZÁ MAYOR DE LO NECESARIO ANTE LOS HUEVOS CRUDOS, ES MEJOR NO SERVIRLE PLATOS QUE LOS INCLUYAN A LAS EMBARAZADAS, LOS NIÑOS PEQUEÑOS, LOS MAYORES Y LAS PERSONAS CON INMUNODEFICIENCIAS. LOS HUEVOS ECOLÓGICOS PROCEDENTES DE GALLINAS DE GRANJA SIEMPRE OFRECEN MAYOR SEGURIDAD. ADEMÁS SON MÁS SABROSOS.

MOUSSE AU CHOCOLAT

Para 6 personas (1/2 taza por persona)

En mi familia hay al menos una docena de recetas de mousse de chocolate. Las familias francesas tienen diversas maneras de preparar este postre, que es el postre casero de chocolate por excelencia. Todas son buenas, pero ésta es mi predilecta gracias a su pureza (no contiene mantequilla ni café, contiene muy poco azúcar y más claras que yemas; el resultado es una mousse ligera, el postre perfecto para rematar una comida abundante).

INGREDIENTES

4 onzas (120 gramos) de chocolate amargo (de preferencia de 80% de cacao)

1 cucharada de azúcar

3 yemas

5 claras

1. Derrite el chocolate en una cazuela a baño maría.

2. Retira el chocolate del fuego y añade el azúcar. Revuelve la mezcla e incorpora las yemas una por una.

3. Bate las claras a punto de nieve. Incorpora las claras suavemente al chocolate hasta que estén bien mezclados.

4. Vierte la mousse en un recipiente profundo, cúbrela con film y déjala en el refrigerador durante toda la noche.

. . . .

TARTINE AU CACAO
(PAN CON CHOCOLATE)

Para 1 persona

Este "plato infantil" funciona como postre, tentempié o cena. Después de un almuerzo completo y equilibrado, nuestra niñera adoraba esas noches cuando podía servirnos esta sencilla tartine *(rebanada de pan) y marcharse una vez que la habíamos comido. Su única queja era que siempre tenía que limpiarme la cara,* barbouillée *de cacao (embadurnada de chocolate) y tenía que hacerlo antes de encontrarse con su novio, que la esperaba afuera. La niña que hay en mi interior a veces se da el gusto de comer esta* tartine *nocturna.*

1. Unta la rebanada de pan con crema espesa y espolvoréala con el cacao en polvo.

2. Sírvela con ½ taza de chocolate caliente casero.

INGREDIENTES

1 onza (30 gramos) de crema batida (también puedes usar crema agria o un buen queso cremoso)

1 rebanada de pan rústico (o pan de masa fermentada)

1 cucharada de cacao en polvo

Y para acabar: una pequeña cantidad de chocolate derretido añadido a una porción de compota de fruta resulta irresistible y puede convertir un postre sencillo en algo lujoso.

Hace poco estaba sentada junto a un famoso restaurador neo-yorquino, que me dijo:

—¿No es espantoso que ya no haya nadie en Nueva York que coma pan?

Desde que la policía que controla el consumo de carbohidratos patrulla las veinticuatro horas del día, el pan parece haberse convertido en el enemigo público número uno. Me entristece que tantas personas renuncien a uno de los placeres más elementales de la vida en aras de una estrategia para perder peso que no conduce a nada. Y es aún más triste que quienes siguen esta estrategia prefieran arriesgarse a enfermar del corazón que dejar que un trozo de pan penetre en su boca. ¿Que el pan engorda? ¡Qué ridiculez! Claro que la mayoría de las cosas consumidas en exceso engordan. Pero en sí, el pan no tiene nada de malo. Eliminarlo de la dieta es lamentable, posiblemente malsano y muy poco francés. Los franceses dicen: *"On ne badine pas avec l'amour"* (con el amor no se juega). Para nosotros, lo mismo es aplicable al pan, una vieja pasión que jamás abandonaremos.

No te equivoques. No insisto en que el pan debe formar parte de tu vida. Cientos de millones de personas de este planeta se las arreglan perfectamente sin pan. Pero si aprecias el pan de buena calidad, como yo, has de saber que puedes comerlo sin dejar de conservar un peso saludable.

El pan de buena calidad es rico en fibra y vital para *le transit intestinal*, y a nosotros los franceses la digestión nos preocupa tanto como la alimentación. Y como el pan francés no contiene grasa y tiende a ser ligero, no es ese aglomerado de calorías del que debes alejarte. Pero las francesas sí tienen algunas reglas básicas al respecto. Contamos las rebanadas y no comemos pan antes de que sirvan el primer plato, evitando uno de los grandes riesgos de comer fuera: el pan como pre aperitivo. Es un truco sencillo que merece la pena aprender. A menos que te estés muriendo de hambre, puedes aguantar diez minutos y ahorrarte una cifra importante de calorías, y dejar espacio para una comida equilibrada.

Una o dos rebanadas de pan con una comida es uno de nuestros grandes placeres. Una rebanada (de unos 2,5 centímetros si se trata de una baguette delgada) no tiene más calorías que una fruta y como contiene almidón, libera azúcar más lentamente. Con un pequeño suplemento (un par de sardinas, una rodaja de trufa, ¡qué sé yo!) y un poco de mantequilla, puede ser una comida pequeña y equilibrada que te dejará maravillosamente satisfecha. *Tartine beurrée* (pan con mantequilla) es ideal como desayuno; *jambon-beurre* (baguette de jamón con mantequilla), el clásico sándwich francés, supone un almuerzo popular. En los sándwiches estadounidenses, el pan parece secundario; en el caso de los franceses, es el relleno que proporciona la oportunidad de comer pan. Y no es que necesites una ocasión especial. Mi mamá siempre cortaba un trozo de baguette a eso de las once de la mañana y lo comía como *coupe faim*, para cortar el hambre.

Para los estadounidenses, el mayor obstáculo no es la cantidad de pan que consumen, sino su calidad. Por desgracia no son los únicos. En la mayoría de los países europeos, la capacidad de hacer buen pan se ha perdido. Hasta en Italia, donde la calidad de la comida rivaliza con la francesa y también se la toman muy en serio, el pan ya no es lo que era. Los amigos italianos que me visitan en París siempre salen a buscar la mejor baguette y el mejor *pain au levain* (pan con levadura) o croissants (en mi tierra se celebran concursos anuales de croissants), y eso obliga a los panaderos franceses a mantenerse alerta. No les queda otro remedio, porque los franceses se niegan rotundamente a comer pan de mala calidad. He visto a amigos franceses quejarse de la calidad del pan en un pequeño bistro de barrio, donde por otra parte servían platos deliciosos. De acuerdo: no era el mejor pan del mundo, pero tampoco era ese pan industrial incomestible que podrían servirte en un restaurante neoyorquino de la misma categoría. Tanto es así que habían cambiado de panadero la siguiente vez que fui. ¿Te parece concebible que eso ocurra en algún otro país?

Los franceses compartimos ciertos estándares y expectativas. La baguette debe ser *croustillante* (crujiente y con corteza) y con grandes agujeros irregulares, mientras que del *pain au levain* exigimos que sea *molleux* (suave y untuoso) y que tenga cierto grado de acidez. Para acompañar las ostras, nos gusta el *pain de seigle* (pan integral elaborado con dos tercios de harina de centeno y un tercio de harina de trigo). Nos encanta acompañar el queso con pan de nueces o avellanas de calidad, y por supuesto que el pan de aceitunas se ha convertido en un alimento básico no sólo en Provenza sino en todo el Mediterráneo, sobre todo para acompañar platos de pescado. Aun así, el pan no deja de cumplir un papel importante y, al igual que con otros alimentos, nos encanta explorar todas sus posibilidades sensuales.

Sin embargo, te estaría engañando si te quedaras con la sensación de que Francia ha sido el paraíso del pan durante toda la vida. De hecho, desde los años sesenta a los ochenta, soportamos una especie de crisis panadera nacional: lo que los franceses irónicamente denominamos "el período del sucedáneo industrial", cuando los métodos y las herramientas consagrados por la tradición fueron reemplazados por equipos y técnicas industriales. Supongo que se trataba de un concepto gaullista del progreso. Por suerte eso ha quedado atrás en gran parte, aunque todavía se pueden encontrar vestigios de ese período en las bolsas de plástico de los hipermercados. Gracias a un estadounidense llamado Steven Kaplan, un profesor de la universidad de Cornell que, además de ser francófilo era un amante del pan, y a Eduard Balladur, el antiguo primer ministro, la legislación se modificó en 1993. La hoy célebre Ley Balladur ha supuesto una importante mejora, o más bien una recuperación de los estándares tradicionales en cuanto a la calidad del pan francés. Al regular la calidad de la harina, el contenido de levadura, las técnicas de fermentación y el sabor, ha asegurado que ningún francés aficionado al pan no pudiera disfrutar de él. Hoy en día, una nueva generación de panaderos artesanales se ha hecho cargo de mantener la tradición. No sólo se enorgullecen de elaborar un pan de buena calidad sino que intentan superarla, porque comprenden que la reputación del país está en juego.

Para mi gran satisfacción, hay hermanos espirituales de estos nuevos panaderos en Estados Unidos. El renacimiento panadero es una parte esencial del movimiento artesanal estadounidense, empiezan a proliferar las tiendas especializadas y en los mercados han aparecido nuevos productos, como he comprobado en mi mercado favorito de Union Square, Nueva York.

Pero si no vives cerca de un artesano devoto —y fuera de las ciudades importantes eso queda librado al azar— ¿qué ha de hacer una estadounidense si no puede conseguir pan de buena calidad? Cuando me trasladé a Nueva York, eso fue precisamente lo que me ocurrió, y tuve que hacer algo que muy pocas francesas han de hacer jamás: aprender a hornear mi propio pan. Y lo peor fue que tuve que aprender a hacer croissants para satisfacer un ansia profundamente arraigada: comerlos los domingos por la mañana; un ansia que jamás se vería satisfecha por las abominaciones grasientas que las panaderías pertenecientes a una cadena llaman croissants.

Para quienes consideran que hacer pan es una pérdida de tiempo tan retrógrada como llevar la ropa al río para lavarla, ofrezco las sabias palabras de M.F.K. Fisher, el gran gastrónomo estadounidense quien, en *The Art of Eating* escribió: "Para librarte de tu melancolía, ningún ejercicio de yoga, ninguna meditación en una capilla con acompañamiento musical te será más útil que hacer tu propio pan". Y no es que yo pueda hacer mejor pan que los panaderos parisinos. Pero como preparación para la experiencia de saborear un pan buenísimo no hay nada comparable a la aromática anticipación que supone hornearlo. Y no hay nada comparable al sabor del pan en esa primera media hora después de sacarlo del horno. Quizá sea éste el motivo por el cual cuando estoy en París, programo mis fines de semana según el horario de apertura de Carton, el gran maestro panadero del barrio. Y quizá también sea el motivo por el que en Nueva York, mis amigos siempre aparecen los domingos por la mañana para disfrutar de mis croissants de aficionada, incluso mucho después de que los estándares profesionales hayan mejorado. Supone una buena disposición a disfrutar de los placeres de la comida en su aspecto más elementalmente maravilloso. La francesas no comen pan de supermercado.

¿Por qué no intentas hornear pan algún fin de semana?

BAGUETTES

Para 4 baguettes

1 cucharadita de levadura
seca activa

2 tazas de agua tibia

4⅗ tazas de harina blanca

2 cucharaditas de sal

1 huevo, batido y mezclado
con 1 cucharada de agua
fría

1. Disuelve la levadura en un bol pequeño con ½ taza de agua tibia. Revuélvela con un tenedor. Resérvala durante 10 minutos.

2. Mezcla la harina y la sal. Añade la mezcla de levadura y agua e incorpora las otras 1½ tazas de agua revolviendo. Mezcla la masa hasta que esté lo bastante pegajosa para amasarla. Sobre una tabla ligeramente enharinada, amásala durante 6 a 10 minutos; la masa debe estar pegajosa y lisa. Pon la masa en un bol, cúbrela con un trapo húmedo y déjala crecer a temperatura ambiente hasta que alcance el doble de su volumen (alrededor de una hora).

3. Aplasta la masa y divídela en 4 trozos. Forma una bola con cada uno y dale forma de baguette. Pasa las baguettes a un recipiente de horno ligeramente engrasado (yo uso uno especial con forma de baguette) y déjalas crecer hasta que alcancen casi el doble de su volumen.

4. Precalienta el horno a 450°F. Pinta las baguettes con la mezcla de huevo y agua. Haz cortes en diagonal en la parte superior con un cuchillo afilado.

5. Vierte 2 tazas de agua caliente en una cazuela y colócala en el horno precalen-

tado junto a las baguettes para proporcionar humedad. Hornea durante 15 minutos y después baja la temperatura a 400°F y hornéalas 5 a 10 minutos más hasta que estén doradas. Retíralas del horno y déjalas enfriar en una rejilla antes de cortarlas.

. . . .

CROISSANTS

Para 12 unidades

Los croissants se elaboran en etapas; "cultivarlos" lleva tiempo. Tendrás que empezar el viernes para disfrutar de tu epifanía de domingo por la mañana, pero los pasos individuales son bastante rápidos y en total sólo te llevará alrededor de 1½ horas. Y no es una técnica difícil de dominar; después de prepararlos algunas veces, serás una experta en hacer croissants.

INGREDIENTES

1 taza de leche más 2 cucharadas para pintar los croissants

2 cucharaditas de levadura seca activa

2¼ tazas más 3 cucharadas de harina tamizada (medir y reservar en bols individuales)

2 cucharadas de azúcar

1 cucharadita de sal

12 cucharadas de mantequilla (sin sal)

PARA EL GLASEADO:

1 yema de huevo mezclada con 1 cucharada de leche

VIERNES POR LA NOCHE (DÍA 1):

1. Calienta 1 taza de la leche hasta que esté tibia. Disuelve la levadura en ¼ de taza de leche tibia. Incorpora 2 cucharadas de harina (de las 2¼ tazas) y bate hasta que desaparezcan los grumos. Cubre la mezcla con film y déjala descansar a temperatura ambiente hasta que duplique su volumen (llevará unos 20 minutos).

2. Mezcla el azúcar y la sal con las 2⅛ tazas de harina.

3. Calienta el resto de la leche. Pasa la masa crecida al bol de un procesador de alimentos que disponga de una batidora para masa, añade la leche tibia, pon la velocidad del procesador de alimentos al máximo y añade lentamente el azúcar, la sal y la harina (del paso 2), reduce la velocidad a baja/media hasta que la masa esté pegajosa y blanda.

4. Cubre el bol con film y déjalo en el refrigerador toda la noche.

1. Deja la mantequilla a temperatura ambiente e incorpora las 3 cucharadas de harina restantes, amasando con la base de la mano hasta que desaparezcan los grumos. Forma un cuadrado.

2. Espolvorea la encimera (mejor si es de mármol) con harina, forma un rectángulo de 6 x 15 pulgadas (15 x 37,5 centímetros) con la masa fría y unta los ⅔ superiores del rectángulo con la mantequilla en ángulo recto, dejando un borde de ½ pulgada (12 milímetros) por los lados y la parte superior. Dobla la masa en tres partes, como si fuera una carta. Haz girar la masa en sentido contrario a las agujas del reloj (parecerá un cuaderno con la tapa abierta a tu derecha) y vuelve a estirar la masa formando un rectángulo de 6 x 15 pulgadas (15 x 37,5 centímetros), como antes.

3. Pasa la masa a un recipiente de horno, cúbrela con film y déjala en el refrigerador durante 6 horas.

SÁBADO POR LA TARDE (DÍA 2):

Estira la masa 2 veces más, envuélvela y déjala en el refrigerador durante toda la noche.

DOMINGO POR LA MAÑANA (DÍA 3):

1. Alrededor de 1½ horas antes de ponerla en el horno, retira la masa del refrigerador y espolvorea la encimera con harina. Estira la masa formando un círculo de 16 pulgadas (40 centímetros) de diámetro, trabajando lo más rápidamente posible. Corta la masa en cuartos con un cuchillo y después corta cada cuarto en 3 triángulos.

2. Con ambas manos, enrolla cada triángulo desde la base a la otra punta sin darle forma curva a las puntas. Pasa los croissants a un recipiente de horno y píntalos con 2 cucharadas de leche. Déjalos descansar a temperatura ambiente durante unos 45 minutos, o hasta que su volumen se haya duplicado.

3. Precalienta el horno a 400°F. Pinta los croissants con el glaseado y hornea durante 15 a 20 minutos. Si se doraran con demasiada rapidez, cúbrelos con papel de aluminio y sigue horneando. Déjalos enfriar durante 20 minutos antes de servir.

. . . .

Para 12 panecillos

Sorprendentemente, ni mi mamá ni tante Berthe *nunca usaron una receta o un libro de cocina y, aunque esta receta (adaptada de lo que recuerdo haber visto) es buena, confieso que nunca he saboreado nada comparable con los deliciosos panecillos de* tante Berthe. *Si reemplazas las semillas de amapola por semillas de comino, obtendrás otra versión de la receta alsaciana.*

1. Mezcla el huevo y el agua. Reserva la mezcla.

2. Bate el yogur y el aceite de oliva hasta obtener una mezcla cremosa. Tamiza juntos la harina, el azúcar, la sal y la levadura en polvo. Haz un hueco y vierte la mezcla de yogur en el centro. Mezcla la masa hasta que sea homogénea. Trabájala hasta que deje de ser pegajosa y no tenga grumos.

3. Precalienta el horno a 400°F. Amasa 12 panecillos redondos y ponlos en un recipiente de horno. Píntalos con la mezcla de huevo y agua y espolvoréalos con las semillas de amapola. Haz un corte en forma de cruz en la parte superior de cada panecillo con un cuchillo afilado. Ponlos en el horno precalentado durante 30 minutos o hasta que se doren. Son buenos tibios, pero también puedes servirlos a temperatura ambiente, una vez que se hayan enfriado.

INGREDIENTES

1 huevo

1 cucharada de agua

1⅓ tazas de yogur natural (página 161, o si lo compras, asegúrate de que no tenga azúcar ni aditivos)

4 cucharadas de aceite de oliva

2½ tazas de harina sin cernir

2 cucharadas de azúcar

1 cucharadita de sal

1 cucharada de levadura en polvo de doble acción

1 cucharadita de semillas de amapola (poppy seed, en inglés)

Aunque no me gusta cenar tarde, sí lo hago según las normas estadounidenses. En general, son las ocho o las ocho y media de la noche cuando me siento a la mesa. En Francia, un auténtico restaurante (a diferencia de un bistro, una cafetería o un establecimiento para turistas) ni siquiera aceptaría una reservación antes de las ocho de la noche, y la mayoría de los franceses no suele cenar hasta las nueve. (En España y Latinoamérica, incluso suelen cenar más tarde.) Sin embargo, como mi día empieza a las siete de la mañana, siempre tengo una necesidad psicológica y física de comer alguna cosa antes de cenar. Así que he tenido que aprender a conformarme con una copa de champagne o de agua y esperar a que sirvan la comida. Antes acostumbraba a comer inmediatamente una o dos rebanadas de pan después de sentarme a la mesa, al menos en los restaurantes. Como ya he mencionado, descubrí que comer pan antes de cenar suponía un problema bastante después de la época del doctor Milagro. Identificar la adicción a un alimento "delictivo" (pueden aparecer en cualquier momento) era importante; reducir el consumo de pan resultó sencillo y tuvo sus efectos. Si dejas de consumir 12 ó 15 rebanadas de pan innecesarias por semana, podrás darte otros lujos.

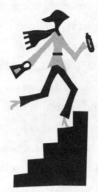

10

MOVERSE COMO UNA FRANCESA

La gran escritora Colette fue la primera francesa que hizo ejercicio en el sentido moderno de la expresión. Todas las mañanas después de levantarse hacía gimnasia ayudándose de unos artilugios primitivos que se llevaba consigo cuando viajaba. Sin embargo, para la mayoría de las francesas la idea resulta poco atractiva. Porque aún cuando hacer ejercicio físico es absolutamente esencial para el ideal de Montaigne de tener una mente sana en un cuerpo sano, ponerse el chándal sólo para sudar un poco no encaja con la esencia de "ser francesa". En parte porque parece un esfuerzo enorme para algo tan aburrido como dedicar dos horas preciosas a desplazarse, cambiarse, usar las máquinas, esperar turno para usarlas, ducharse, secarse el pelo, etc.

—¡Y encima has de pagar por ello! —como se burla mi amiga Sylvie. Cualquier buen hotel francés dispone de los aparatos más modernos, pero están ahí como una concesión hecha a regañadientes para los turistas y los ejecutivos. Las francesas no suelen hacer uso de ellos ni se dedican a practicar jogging en los jardines de Luxemburgo o las Tullerías.

Así que resulta extraño que lo hagan, pero también encantador, porque lo que hacen las francesas siempre es fruto de sus propios deseos. Verás: todas somos *individualistes invétérés* hasta la médula, y es fantástico que hagas lo que te apetezca. Algunas francesas, no muchas, disfrutan practicando deporte: el tenis y la natación son muy saludables y divertidos. *Bon*: si lo que te gusta es correr por el parque, decimos *amuse-toi bien* (que te diviertas). Lo único que no soportamos es el ejercicio como condena obligatoria. Lo que rechazamos es la regla estadounidense que afirma que "Sin dolor no hay resultados".

Hacer una cantidad desproporcionada de ejercicio, como hacen algunas estadounidenses, podría ser contraproducente para tu objetivo de perder peso. Además de proporcionar escasos o ningún beneficio para la salud, comparado con un ejercicio más suave, el ejercicio exageradamente duro puede convertirte en una derrotista que grita "¡Renuncio!", e incluso llevarte a comer más. De hecho, conozco a demasiadas mujeres que hacen ejercicio y acaban con un apetito exagerado. Se convierten en algo parecido a hámsters (de gimnasio) en una rueda de andar. Es evidente que alguien conspira en su contra: sólo has de mirar todos esos alimentos delictivos disponibles en las cafeterías de los gimnasios, aguardando a esas mujeres desprevenidas después de sus sesiones de dos horas: jugos de fruta azucarados, pasteles, barritas ricas en proteínas. ¡Podrías anular todo tu pro-

grama incluso antes de haber salido del gimnasio! Las francesas
saben que cualquier régimen que no puedas mantener durante
largos períodos está destinado al fracaso, y también saben que el
enemigo es el aburrimiento, no la comida.

Las estadounidenses son extremistas: o están sentadas o
hacen spinning. Las francesas prefieren moverse de manera
suave y constante durante todo el día: "quemar calorías lentamente". Y como es de esperar, nuestro enfoque de acuerdo con
los principios cartesianos exige que utilices la mente al mismo
tiempo que el cuerpo. Hacer ejercicio de manera mecánica es
casi tan perjudicial como comer mecánicamente. A la vez que
nos esforzamos por diversificar el movimiento físico y practicarlo como un acto reflejo cultivamos nuestra autoconsciencia.

Las francesas consideran el esfuerzo físico como parte integral del día. Te animo a que consideres tus movimientos cotidianos, lo que haces cuando no llevas ropa de estar en casa, como
algo esencial para tu bienestar general y que no consideres el
esfuerzo físico como algo que sólo se hace en el gimnasio. Pueden ser unos pasos más en el jardín, ir a comprar a una tienda
que está más lejos o no comunicarse por correo electrónico en la
oficina y caminar más. Quizá suponga ir al trabajo en bicicleta o
plancharte la ropa. Se trata de hacer la mayor cantidad de
esfuerzo físico posible en cada momento, durante todo el día.
Ésta es la manera más segura de vencer el obstáculo mental que
para algunas de nosotras supone la idea de hacer ejercicio de
manera regular. Cosecha los beneficios evitando las molestias.
Si crees que trabajar sentada ante tu escritorio no te deja tiempo
para cosas semejantes, deberías comprender que el estrés y el
cansancio de la vida moderna están más relacionados con la
falta de ejercicio que con un exceso de éste.

Ésta es una historia acerca de los suizos que a lo mejor no conoces. Son los mayores productores y consumidores de chocolate del mundo —más de diez kilos anuales por persona— y sin embargo no ocupan el número uno en el ránking de gordos. ¿Por qué? Pues porque hacen la mitad de sus desplazamientos habituales a pie o en bicicleta. Como promedio, los estadounidenses se desplazan por sus propios medios menos del 10% de las veces. El único parecido entre los franceses y los suizos es que ambos comen chocolate y se desplazan a pie.

Cada vez que viajamos a Francia y nos quedamos una semana o más, mi marido se sorprende porque ambos perdemos entre medio y un kilo, incluso cuando aparentemente comemos más. Lo que ocurre es que caminamos muchísimo.

Caminar es una parte esencial del estilo de vida francés y una francesa media camina tres veces más que una estadounidense media. No podría haber un ejercicio mejor para toda la parte inferior del cuerpo: haces trabajar todos los músculos de la pierna y también los glúteos, sobre todo si das pasos largos. Se ha demostrado además que caminar a paso ligero proporciona tantos beneficios como correr, pero sin poner en peligro las articulaciones.

Te animo a que camines más.

En primer lugar, debes incluir paseos regulares "dedicados" a tu vida cotidiana. No se trata de caminar a marchas forzadas, sólo de pasear a paso ligero. Empieza poco a poco y después prolonga tus paseos cada día. Puedes ir a trabajar a pie, todo el trayecto o una parte de éste, o dar un paseo de veinte minutos después de cenar (mejorará tu digestión y te relajará).

Pasear tres horas más por semana es una manera de perder peso indolora e infalible. Cuando descubras que funciona, automáticamente caminarás más. Esté donde esté, casi siempre empiezo el día dando un paseo de veinte minutos antes del desayuno. En segundo lugar, intenta encontrar la manera de aumentar tus paseos "ocasionales". Eso significa resistirse a la costumbre estadounidense de ahorrarse unos pasos. Los franceses no tenemos esa manía estadounidense de buscar atajos. Quizá por eso Francia ha dejado de ser una gran potencia, pero en compensación, no estamos gordos. Los franceses creemos que en la vida, el destino es el viaje. Si no compartes esta reflexión, hay una manera más sencilla de aplicar esta idea: ahorrar tiempo equivale a no quemar calorías. Date un paseíto mientras esperas a alguien: (*faire les cent pas*, como decimos nosotros, literalmente "caminar cien pasos").

Al contrario de lo que afirma la sabiduría popular, caminar no es tan sencillo como mascar chicle. Cualquier actividad física puede ser realizada a conciencia, con vistas al equilibrio y la armonía. Así que ¿cuál es la mejor manera de caminar? En primer lugar, evita las calles muy concurridas y no cargues con mucho peso, aunque puedas con una bolsa; el peso genera un estímulo inconsciente de no caminar la próxima ocasión. Los tacones no son una buena idea, pero tampoco necesitarás un calzado especial. Las francesas usan mocasines cómodos, zapatos de salón o de cordones con suela de goma, perfectamente presentables en cualquier parte. Los parques de las ciudades y los caminos rurales sin tráfico son ideales para caminar, pero incluso puedes pasear por un centro comercial climatizado si en tu lugar de residencia un paseo al aire libre resulta insoportable. Conozco a una mujer de ochenta años que vive en las afueras de la ciudad y durante todo el invierno da un paseo diario por un gran supermercado: cada loco con su tema. Claro que, vivas en la ciudad o en el campo, tal vez sólo descubrirás dónde te gusta pasear si reflexionas sobre ello. Algunos disfrutan con los encantos de la naturaleza, otros, observando a los demás. Descubre qué te gusta a ti.

Al caminar, los aspectos más importantes son la postura y la respiración. Es muy importante que mantengas la cabeza erguida, la espalda recta y la barbilla levantada, como si fijaras la vista en algún punto distante o intentaras encontrar a tu amante en una brumosa estación de ferrocarril. Pero también has de mirar dónde pisas (conozco personas que han encontrado un montón de monedas en la calle, sólo mirando hacia abajo de vez en cuando). Relaja los hombros y después llévalos hacia atrás (sacando el pecho), imagina que un arroyuelo te recorre la espalda entre los omóplatos y mantenlos en esa posición conscientemente. Después de un rato este impulso se vuelve automático. Una mala postura al caminar te provocará dolor en la nuca y la espalda.

Inspira y espira lenta y profundamente: concentrarse en la respiración aumenta el valor meditativo del paseo. Como al comer, hacerlo de manera consciente incrementa el estímulo proporcionado por la experiencia global, y estímulo equivale a satisfacción. La forma de andar también es importante: mueve los brazos y no te apoyes sólo en la parte anterior del pie: apoya primero el talón y después la punta. Siempre has de llevar una botella de agua contigo y beber de vez en cuando. Llegarás a la meta antes de darte cuenta.

Durante la semana, los dos primeros años que estudié en París, caminaba desde la torre Eiffel hasta la Sorbonne y cambiaba de ruta a la ida y a la vuelta (aunque evitando las pastelerías mientras fue necesario). Los fines de semana, mi compañera de habitación y yo —ambas éramos chicas de provincia que descubrían París con los ojos muy abiertos— dedicábamos los sábados a recorrer los diversos *arrondissements* (barrios), jardines o las orillas del Sena. A menudo recorríamos entre nueve y doce kilómetros, y sólo nos deteníamos para almorzar o tomar un helado a las cinco de la tarde —esa pequeña recompensa semanal— en el célebre Berthillon situado en la Île St. Louis. Al final, conocíamos la ciudad mejor que la mayoría de los parisinos.

Para mí, caminar sigue siendo la mejor forma de dar rienda suelta a mis pensamientos. Siento que me libero de las tensiones y experimento una especie de *bien-être* (bienestar), a medida que el paseo mental acompaña al corporal. Esos momentos en los que uno toma conciencia de que existe pueden suponer un lujo muy especial: poco a poco las imágenes, la información y las otras sensaciones que el mundo intenta imponernos quedan atrás. Aprender a sentirse cómodo durante esos momentos requiere práctica. Pero hacerlo disminuye el impulso de mentirse a uno mismo o huir. No querrás hacerlo tú.

¿SUBE?

No olvidemos la tercera dimensión del movimiento en la tierra.

Siempre me sorprendo al ver que la gente que vive en una planta no más alta de la cuarta toma el ascensor. En Francia, subir y bajar por las escaleras forma parte de lo cotidiano. A menos que cargue con mucho peso, no se me ocurriría tomar el ascensor para subir un par de plantas. Y a menudo no te queda otra opción, como en París, donde hay montones de edificios viejos sin ascensor.

Claro que nadie sube escaleras durante una hora en un día normal, pero reflexiona acerca de lo siguiente: el cuerpo consume unas 60 calorías/hora al dormir; si nadas, consumirás más de 430 calorías/hora, pero subir escaleras consume unas asombrosas 1.100 calorías/hora. *Vive l'escalier!*

El tercer año que estudié en París tuve la suerte de que una pintora que pasaba la mayor parte del tiempo en la bonita ciudad meridional de Colliure, me pidiera que cuidara de su apartamento. Me ofreció una habitación propia y el uso del resto de su inmenso hogar. Me imaginé celebrando fiestas multitudinarias sobre todo al ver la gran terraza que rodeaba todo el apartamento, con vistas a la Sorbonne y la bonita plaza Painlevé (¡cuyo nombre significa "pan con levadura"!) situada junto al maravilloso Museo Cluny de Arte Medieval. Tenía una ubicación fantástica: estaba donde el Quinto Arrondissement (barrio Latino) limita con el Sexto (St. Germain-des-Prés). Sólo tenía un inconveniente: estaba en la sexta planta y no había ascensor.

Cuando me mudé, ya había perdido los kilos que había engordado en Estados Unidos, pero si no los hubiera perdido, el período como cuidadora del apartamento hubiera resuelto mi problema con bastante rapidez: empecé a perder peso sin querer, sobre todo durante la época de los exámenes entre mayo y junio, cuando no dejaba de subir y bajar las escaleras todo el día: bajaba y estudiaba en la diminuta plaza Painlevé, volvía a subir para almorzar, ir al baño, buscar otro libro o mi cuaderno para asistir a clase en la universidad que estaba a la vuelta de la esquina. Subía y bajaba los ochenta y nueve escalones (contarlos se convirtió en un juego) seis u ocho veces al día. Para cuando llegó el verano, la ropa me quedaba enorme (pese a mis dosis cotidianas de chocolate y pan, y muchas comidas en los restaurantes con amigos), y cuando me puse el bikini en julio, el cambio de aspecto —por gentileza de *le grand escalier*— me animó muchísimo. Un entrenador personal no podría haberme proporcionado una manera mejor de tonificar las piernas y los glúteos. Fue entonces que me hice adicta a las escaleras y ahora las busco con tanto ahínco como las evitan la mayoría de las estadounidenses que conozco.

Cuando me trasladé a Nueva York, al principio vivíamos en la cuarta planta de un edificio de piedra rojiza del West Village. Nunca olvidaré la primera vez que celebré una cena y le abrí la puerta a mis primeros invitados: todos, independientemente de su edad, estaban completamente exhaustos tras subir los tres tramos de escalera. Actualmente vivimos en la última planta de un edificio de quince plantas (con ascensor, *bien sûr*), así que nadie tiene que subir a pie para visitarme. Pero como mis perplejos vecinos pueden corroborar, varias veces a la semana me han visto subiendo y bajando las escaleras (125 escalones: no he dejado de contarlos) *sans problème*. El apagón de agosto de 2003 fue una ocasión reveladora para mí. Pasé junto a personas de veinticinco y cuarenta años completamente exhaustas, que se paraban a descansar en la sexta planta, la octava o la décima. Me apresuro a decir que nuestro edificio dispone de un gimnasio para residentes. Es otro caso en el que el atrezzo del fitness no garantiza los resultados.

Me parece una paradoja estadounidense: que una nación

con tantos y tan excelentes atletas, una fascinación por el deporte y una gran pasión por el material deportivo, se las arregle para evitar el camino fácil e indoloro que conduce a estar en forma. A veces creo que todos estos elementos son un vestigio del puritanismo: instrumentos de autoflagelación pública para compensar pecados privados, como remolonear en el sofá y comer en exceso. Afortunadamente, las francesas no sufren estos extremos del bien y del mal. El bienestar supone un equilibrio que no tiene una definición precisa.

Aunque estos consejos parezcan sencillos, quizá te resulten poco prácticos o, por algún motivo, vayan en contra del consejo de tu médico. (Cuando se trata de hacer ejercicio, primero siempre debes consultar al médico.) En ese caso, hay otras maneras de aumentar el consumo de calorías "cotidianas", que también pueden resultarte útiles. Al igual que con la comida, aquí interviene la compensación y un buen lugar para encontrar la solución es en el reino de los así llamados equipamientos modernos. Muchas cosas diseñadas para facilitarnos la vida, desde el mando a distancia a las sábanas que no necesitan planchado, en realidad sólo nos han vuelto más sedentarios. Hay investigaciones que demuestran que los Amish tienen una tendencia mucho menor a engordar que otros estadounidenses. Si dejas de considerar las tareas repetitivas como algo monótono y las tratas como una forma meditativa de ejercicio suave, supondrán una gran ayuda para la causa de la pérdida de peso y la búsqueda del bienestar. Una vez más, elige algo que te resulte gratificante. Aunque no lo creas, limpiar la casa puede mejorar tu estado de ánimo. Implica una tarea que se inicia y se termina, una especie de satisfacción sencilla en un mundo en el que nuestro trabajo es cada vez más complejo y nuestros proyectos se alargan durante semanas.

No te dejes engañar por la tendencia estadounidense a considerar el ejercicio rutinario como algo estrictamente limitado a quienes son demasiado viejos o débiles para el entrenamiento duro. Las mujeres de cualquier edad pueden obtener grandes beneficios haciendo esfuerzos físicos de manera habitual. También has de recordar que puedes aumentarlos o disminuirlos según los resultados. Ser una francesa requiere una puesta a punto ininterrumpida. Ponla en práctica y pronto lo harás de manera automática.

MOVIMIENTOS Y EJERCICIOS FÁCILES

No siento nostalgia por la época del trabajo cotidiano y agotador en las granjas francesas. Pero creo que hemos ido demasiado lejos en el desarrollo de un estilo de vida sedentario. Con frecuencia el tiempo que ahorramos está dedicado a rumiar acerca del trabajo y la familia, y al sufrimiento en consecuencia.

El ejercicio regular y cuidadoso te ayudará a sobrellevar la medianía de edad, pero a medida que la mujer envejece, sus músculos y huesos se debilitan de manera natural y es una buena idea hacer un poco de gimnasia fortalecedora especial. Parece que Colette, que hacía mucha gimnasia, se quemó bastante temprano y de vieja no estaba muy en forma: ni siquiera podía caminar sola. Utilizar unas pequeñas mancuernas (de entre 1,5 y 2,5 kilos) para hacer ejercicios sencillos es un buen sistema para conservar el tono muscular de la parte superior del cuerpo y la densidad ósea, y complementa los beneficios cardiovasculares de una vida activa. A medida que nos hacemos mayores, también hemos de ocuparnos de nuestro abdomen, haciendo algunos ejercicios abdominales por la mañana, antes de desayunar; nunca es demasiado pronto para empezar a hacerlos, ya que son los músculos que sostienen todos los órganos vitales y además fomentan una buena postura.

Puedes incorporar movimientos de resistencia sencillos a tu programa diario, incluso antes de salir de casa. Por ejemplo: después de la ducha o el baño, intenta secarte los dedos de los pies con la toalla sin flexionar las rodillas. Mientras esperas sentada en el automóvil o en el metro, contrae los abdominales durante doce segundos con la espalda apretada contra el asiento (es más saludable que enfurecerte por el tráfico). Siempre que puedas, utiliza el peso del cuerpo como resistencia: los ejercicios isométricos, discretos pero eficaces, son algo muy francés. Al leer una revista en casa, trata de sentarte en el suelo con las piernas separadas formando una "V" y las manos apoyadas a los lados, así lograrás estirar los músculos abductores. En el trabajo, levántate del escritorio de vez en cuando (la gente se asombra al ver una directora general haciendo sus propias fotocopias, pero para mí es una excusa para caminar hasta el extremo del pasillo y hacer algunos estiramientos). Sabes de qué estoy hablando. La clave consiste en aumentar el consumo diario de energía. Añade algunos movimientos a los habituales durante todo el día. No ahorres pasos, multiplícalos. Los pequeños cambios siempre son más fáciles de hacer que los grandes, pero van sumándose. Adopta una perspectiva amplia: consumir cincuenta calorías extra al día gracias a *les petites choses* (las pequeñas cosas) equivale a perder algunos kilos de grasa anuales. *Faites simple* y nunca exclamarás: "¡Renuncio!"

Al final, todos los movimientos dependen de una buena respiración, que es el único movimiento que hacemos más que cualquier otro (veintidós mil veces al día). Hacen falta unas cuantas calorías para mover quince kilos de aire cada día, como hacemos nosotros. La falta de aliento te detendrá en seco y evitará que el cuerpo consuma combustible de manera eficaz. Además, respirar a ritmo constante y de manera consciente fomenta una relación equilibrada con la comida. Quizá consideres que respiras correctamente, pero merece la pena aprender a hacerlo aún mejor.

Eso fue lo que le dije a un grupo de mujeres al inaugurar un seminario empresarial de tres días de duración en San Francisco, hará unos diez años. Les indiqué algunas técnicas que me enseñó un instructor en París. Me daba igual que nunca volvieran a ponerlas en práctica. La cuestión es que nadie debería dejar pasar la oportunidad de pensar acerca del profundo significado de la respiración, al menos una vez en la vida. Si reflexionas al respecto, podrás utilizar el mecanismo más discreto y portátil de que disponemos para volver a establecer el vínculo entre la mente y el cuerpo, y que ha sido tan espantosamente erosionado por nuestro ritmo de vida tan acelerado.

Respirar de manera consciente es el tipo de meditación más sencillo y la base del yoga, ejercicio que te recomiendo fervientemente si te gusta realizar alguna actividad para mantenerte en forma. Este tipo de respiración es útil para desconectar la acción de comer del aparato digestivo que reacciona frente al estrés, una de las principales causas de que comamos en exceso. También incrementa nuestra energía global y proporciona oxígeno a todas las células de nuestro cuerpo. La respiración es el motor del metabolismo.

Yo practico ejercicios de respiración en el metro (no demasiado profundamente), en el avión, tendida en la cama o sentada ante mi escritorio, pero también como parte de mi programa casero... bueno, cada uno que practique donde pueda. Parte del atractivo de este sistema reside en el hecho de vivir el instante. Respirar supone el mayor estímulo para vivir el momento presente. Piensa en la respiración y no pensarás en el pasado ni en el futuro. Vive el "aquí y ahora", que es el punto dietético esencial.

Ejercicio 1: Ritmo y Conciencia

Cierra los ojos. Apoya una mano en el vientre y nota tu respiración. Siente cómo tu mano se eleva ligeramente cada vez que inspiras. Siente cómo desciende cuando espiras. Céntrate en este movimiento ascendente y descendente y repite 12 veces.

Ejercicio 2: Cuenta hacia atrás hasta conciliar el sueño

Realiza el Ejercicio 1 hasta que te sientas cómoda con el ritmo. Al inspirar, di "doce" para tus adentros y después espira. Con la siguiente respiración, di "once" y espira. Sigue hasta llegar a cero. Tómate tu tiempo: la lentitud es buena. Repítelo durante un par de minutos... o hasta que te duermas.

Ejercicio 3: Ralentización hasta conciliar el sueño

Ahora cuenta hasta 6 al inspirar y hasta 9 al espirar. Al hacerlo, despeja tu mente de cualquier pensamiento y concéntrate únicamente en la respiración. Sólo tendrás que repetirlo algunas

veces o respirar profundamente hasta que te relajes, y finalmente te duermas.

Ejercicio 4: Respiración abdominal

La digestión depende del sistema autónomo, lo que explica la
influencia de nuestras emociones sobre la función gástrica. Por
tanto, una respiración correcta resulta esencial para comer más
lentamente y darle tiempo al cerebro para que registre que estás
satisfecha. El mejor momento para practicar la respiración en
oleadas es cuando tienes hambre —o crees tenerla— y/o antes
de las comidas.

De pie, sentada o tendida de espaldas, apoya una mano
en el vientre y la otra más arriba, en el esternón y con la
muñeca debajo del pecho. Inspira y dilata el abdomen, ejer-
ciendo una ligera presión sobre el pecho. Repite 24 veces y después vuelve a respirar con normalidad antes de volver a tu
actividad anterior.

Ejercicio 5: Respirar a través de los orificios nasales por turno

Resulta extraño, pero ten paciencia: el francés es un idioma muy
nasal. De pie o sentada, saca el aire por ambos orificios nasales.
Luego tápate el derecho con el pulgar derecho. Inspira por la
izquierda. Después tápate el izquierdo con el índice derecho.
(Ahora ambos están tapados.) Contén el aliento. Quita el pulgar
y espira por el lado derecho y vuelve a inspirar por éste. Vuelve
a taparte el orificio nasal con el pulgar derecho. Quita el índice
y espira por la izquierda. Eso supone una tanda completa.
Repite 6 veces. Cuenta hasta 6 cada vez que te tapes un orificio,
inspirando y espirando.

Aprendí a hacer este ejercicio cuando me trasladé a Nueva York y estudiaba danza moderna como hobby. No era una gran bailarina, pero era una campeona bostezando, y puedo bostezar cuando quiero sin ninguna dificultad. Antes de esas clases, no sabía que bostezar alivia el estrés, tranquiliza e incluso hace que te duermas si bostezas repetidamente, algo que a veces ocurría al final de la clase cuando practicábamos el "arte" de bostezar tendidas de espaldas. Al bostezar, una mayor cantidad de oxígeno de lo normal penetra en los pulmones, estimulando la circulación. Incluso el sonido de un buen bostezo ayuda a reducir la tensión. Para provocar el bostezo, has de inspirar profundamente y abrir la boca al máximo. Después de dos o tres intentos, se dispara la reacción natural y puedes seguir bostezando indefinidamente.

DORMEZ VOUS?

La pregunta no sólo está dirigida al *frère* Jacques. El sueño es el estado al que menos atención le prestan los estadounidenses. Creen que todo se puede simplificar esforzándose. Hasta cierto punto, dormir se ha convertido en una manera de medir la virtud y el pecado, y lo virtuoso es arreglarse con menos horas de sueño. Eso es una tontería. Excepto respirar y beber agua, no hay nada tan importante para nuestro bienestar como dormir. Y existe una relación no suficientemente reconocida entre dormir poco y engordar.

Proust empezó su obra maestra reduciendo las horas de sueño lenta y dolorosamente. Le dedicó mucho tiempo y comentarios al tema, algo que los franceses hacen con respecto a la mayoría de las cosas. Bien, aunque no queremos fomentar semejante preocupación, hay que saber dormir bien. Ello también supone un arte. Pero como con otros placeres —y dormir bien es uno de los más fundamentales— el respeto por el individuo es de importancia primordial, puesto que ninguno de nosotros tiene las mismas necesidades ni sigue las mismas pautas.

Cuando vivíamos y trabajábamos siguiendo al sol y el devenir de las estaciones, conciliar el sueño era más fácil y nuestro reloj biológico (los ritmos circadianos) se adaptaba a medida que los días se hacían más largos o más cortos. Hoy en día cada uno se atiene a su propio reloj y a menudo duerme demasiado poco. Al mismo tiempo, hay una epidemia de insomnio, con una correspondiente proliferación de productos farmacéuticos. Los médicos no dejan de advertirnos sobre una "deuda de sueño" nacional cada vez mayor, y que la investigación ha demostrado que aumenta la resistencia a la insulina y provoca la liberación de hormonas que reaccionan frente al estrés. Es un círculo vicioso, puesto que las respuestas del cuerpo a la privación del sueño sólo hacen que conciliar el sueño sea más difícil. La falta de sueño también nos vuelve apáticos, nos lleva a comer en exceso, ya que comer es la otra manera de recuperar vigor. Cuando nos sentimos apáticos, tendemos a consumir alimentos de alto valor energético. Y además, la falta de sueño distorsiona el mecanismo mental mediante el cual sentimos placer. Una experiencia óptima depende de que nuestros sentidos estén despiertos. Dormir bien es vital para una alimentación y un equilibrio correctos.

Hay rituales que fomentan un buen descanso nocturno. Para mí resultan esenciales las tisanas. En general, ingerir cualquier clase de líquido será de gran ayuda, porque la deshidratación siempre mina la calidad del sueño. Por este motivo, no es bueno beber alcohol justo antes de acostarse y es sabido que en pequeñas cantidades puede tener el "efecto paradójico" de funcionar como estimulante. (Parece que los franceses tenemos el monopolio de la paradoja.)

En cuanto al entorno, echa un vistazo alrededor de tu dormitorio: no es necesario que seas una maestra del feng shui para introducir algunas mejoras. Una iluminación suave que estimule la somnolencia puede ser de gran ayuda. En Provenza, en verano, gracias a la floración de la lavanda, el perfumado aire nocturno proporciona una inducción natural al sueño. Siempre recuerdo los estupendos campos de lavanda de la abadía de Sénaque, cerca de Gordes en la Vaucluse. El aroma es maravillosamente soporífero y puedes disfrutarlo recogiendo lavanda fresca o quemando un poco de aceite esencial de esta planta. Luis XIV exigía la presencia de todos sus cortesanos en su dormitorio, no sólo para el *coucher* (el ritual de acostarse) sino para el *lever* (levantarse). Tú no necesitas un público para poner en práctica las rutinas que le informan a tu cuerpo que el momento de acostarse ha llegado.

Procura acostarte relajada. A los franceses nos gusta cenar tarde, pero no nos acostamos antes de haber digerido la comida. Eso puede suponer comer liviano por la noche (es un buen momento para consumir carbohidratos) acompañando la cena con una copa de vino (que relaja consumido con moderación). Es mejor tomar un yogur antes de acostarte para neutralizar el ocasional *coup de faim,* que cenar demasiado tarde o pronto y en exceso, y dormir con el estómago lleno. Controlar la respiración es otra manera de preparar el cuerpo para el sueño, y también hacer el ejercicio del bostezo. Tampoco olvides la temperatura del ambiente; debería ser fresca, incluso en invierno, 68°F como máximo. Excepto si hay tormenta, no olvides entreabrir la ventana para que entre aire fresco.

Es importante tomar el tren cuando está en la estación. Si haces caso omiso de las señales de somnolencia, puede que pasen dos horas antes de que vuelvas a tener sueño. Acostarse y levantarse a la misma hora todos los días también es una buena idea. El ritual de dormir hasta el mediodía los domingos para "recuperar" es un error. Se puede organizar la comida según el calendario semanal, pero no el sueño. Es mejor dormir una siesta de entre diez y veinte minutos durante el día (evita las siestas de dos horas, ya que afectarán el ritmo del sueño). Finalmente, recuerda la palabra "moderación". Aunque la necesidad de dormir puede variar de un individuo a otro, menos de seis horas o más de ocho puede ser malsano. Aunque pocas personas duermen demasiado, es mejor no exagerar. Tu cuerpo dormirá de manera menos eficaz si pasas demasiado tiempo *au lit* (en la cama).

POSTURA

Una pequeña cuña publicitaria en favor de la buena postura. El peso está relacionado con la altura, o al menos con la percepción que tenemos de ésta. Las francesas aprenden a tener la barbilla levantada y mantener una buena postura (sólo has de imaginarte que tienes una cuerda o un alambre fijado en el centro de la cabeza que tira hacia arriba). Por algún motivo, sólo a las chicas nos dicen *tiens-toi droite* (ponte derecha) mientras estamos creciendo. Recuerdo una chica del *lycée* que se ponía tan tiesa que le preguntamos qué había estado haciendo. En casa, su mamá le apoyaba una regla en los hombros para obligarla a recordar la postura correcta. Cuando estábamos en época de crecimiento, aprendimos a adoptar una buena postura en la clase de ballet. Ninguna de nosotras se convirtió en bailarina, pero las clases fueron útiles. Y nuestra profesora de gimnasia siempre nos dijo que como los franceses tendemos a ser de baja estatura, hacer trampas para parecer *quelques centimètres plus grandes* no era ningún delito. Así que cuando me doy cuenta que estoy sentada con los hombros caídos ante la computadora o al caminar por la calle, recuerdo las palabras de la profesora de gimnasia y corrijo mi postura inmediatamente. Y me siento más alta.

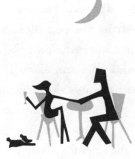

II

ESTADOS DE DESEO

El cerebro es el cortafuegos fundamental que tienen las francesas para no engordar, y los sentidos, claro está, son las puertas de acceso al cerebro. A través de ellos captamos el mundo: sus sabores, texturas, sonidos y olores. Todos practicamos una especie de "yoga" con nuestros sentidos. Nos concentramos en ellos exactamente de la misma manera que nos concentramos en la respiración. Así aprovecharemos nuestras experiencias al máximo, incluida la de comer. Este tipo de satisfacción es de fabricación propia. Es la esencia del *art de vivre* (el arte de vivir), que es como los franceses procuramos alcanzar la *joie de vivre* (la alegría de vivir). Aunque este esfuerzo hace que a veces se burlen de nosotros por ser "demasiado burgueses", en realidad esta manera de alcanzar el placer tiene poca relación con el estatus social. Le damos mucho más importancia a nuestras próximas vacaciones que a un automóvil nuevo, y jamás sacrificaríamos las primeras por el último, excepto en caso de necesidad urgente. Siempre optamos por *ser* y *sentir* en vez de *tener*.

Los cinco sentidos de los que nos ha provisto la naturaleza están ahí para que disfrutemos con ellos: caminar por la playa, acariciar una mascota, comer una naranja, recoger y oliscar un trozo de madera... todas ellas son experiencias sensoriales que podemos hacer más conscientes si practicamos. Concéntrate en cada una, cultiva las palabras que empleas para describirlas y muy pronto cada uno de los instantes de tu vida adquirirá mayor intensidad. Nunca hemos de olvidar que, a través de la asociación y la memoria, los pequeños acontecimientos producen una gama de emociones vinculadas con nuestras experiencias vitales, nuestra cultura y nuestro entorno. La magdalena de Proust adopta innumerables formas. Cuanto más consciente seas de su potencialidad, tanto más la aprovecharás. Y también serás más capaz de evitar los efectos de las emociones más negativas.

Las francesas se aseguran de disfrutar de muchos *petits riens*, esas pequeñas cosas que nos proporcionan placeres cotidianos que en realidad no tienen nada de pequeñas. En francés hay muchos sinónimos de la palabra "mimar": *gâter, dorloter, bichonner, se chouchouter*, pero no equiparamos mimarse con ser decadente. Hace que disfrutemos más de la vida momento tras momento y evita que busquemos consuelo en otros placeres, como el de comer. Si nos privamos de algo, no es para darle una lección a nuestro "yo glotón". (Castigarnos a nosotros mismos nunca ha sido nuestro camino para alcanzar el bienestar.) Sólo nos privamos de algún placer para poder disfrutar de todo lo demás gracias a consumirlo de manera equilibrada.

Claro que no hay nada de lo cual disfrutemos de forma tan frecuente o universal como de la comida. Así que el modo en el que los estadounidenses asocian la comida con el pecado y la culpa nos resulta muy extraño. Una francesa se referiría al pastelito disfrutado por la tarde en un café al aire libre como su *petit pèchè mignon*, pero es una expresión irónica (¡el pecado sólo podría ser "diminuto" y "adorable" para una mentalidad francesa!) En comparación, la moralidad gastronómica estadounidense es sumamente seria. Como dice Peter Mayle, el encantador francófilo anglo-estadounidense en *French Lessons*: "No pasa ni una semana sin que se produzca alguna declaración ominosa acerca del precio que debemos pagar por nuestras breves extravagancias". Como Mayle comprende perfectamente, el problema no consiste en comer un poco de mantequilla, vino y carne roja, el problema es consumirlos en exceso. En Estados Unidos, comer se ha convertido en una conducta controvertida, acompañada de todo tipo de matices sexuales, sociales, políticos, culturales e incluso clínicos "no relacionados sólo con la nutrición". Nuestros problemas con el peso están tan relacionados con nuestra actitud respecto de la comida como con los alimentos que ingerimos. Observamos una psicosis cada vez mayor y en realidad creo que eso añade estrés a nuestras vidas ya de por sí muy estresadas. Esta actividad está eliminando el verdadero valor del placer. Si la población de Estados Unidos no cambia de actitud, las esperanzas de invertir la epidemia de obesidad son escasas.

Colette acuñó la mejor descripción de las francesas cuando dijo que para ellas la mesa era *un rendez-vous d'amour et d'amitié* (un lugar de encuentro del amor y la amistad). Y no le faltaba razón, puesto que en Francia tendemos a considerar que nuestros placeres están interrelacionados. No se nos ocurre nada más aburrido que vivir con alguien a quien la comida, o compartir la comida, le sea indiferente. Una pasión va de la mano de la otra. Claro que es una calle de doble sentido. El actor Omar Sharif cautivó a una generación de francesas no sólo gracias a su apostura morena en *Doctor Zhivago*, sino también cuando declaró que no podría desear a una mujer a la que no le gustase comer. Aunque tengamos debilidad por los intelectuales, las francesas, desde luego, no podríamos enamorarnos de un hombre a quien la sensualidad le resultara indiferente.

La sensualidad es fundamental para nuestro concepto de la seducción, y la seducción ocupa un lugar importante en la conciencia de la identidad propia que tienen las francesas. Siempre hemos sabido que no hace falta una gran belleza para seducir, pero sí que es necesario ser sensual. Puede que una modelo llame la atención de un hombre por su belleza, pero si no destila sensualidad no lo conservará durante mucho tiempo. El estilo, el buen gusto y la elegancia también pueden ser muy importantes, pero por sí solos no son suficientes. Y no es que las francesas no estemos sometidas al mismo bombardeo de estereotipos de belleza que presentan los medios; simplemente nos limitamos a no tomarlo en serio. Por más que vayas bien vestida o que estés en forma, si no te sientes *bien dans ta peau*, nunca podrás proyectar ese cierto *état de grâce*. Es algo que todas las mujeres pueden conseguir y que las francesas canalizan con mayor intuición que la mayoría de las mujeres. Pese a la atención que presta a lo que se pone y come, lo que más define a una francesa es ser ella misma y la manera en la que disfruta de los placeres. Todo ello tiene muy poco que ver con cuánto pesas. Además, la mejor manera de conseguirlo no es dejando de comer.

Au contraire, la comida en sí misma ha sido un motivo de seducción desde las grandes cenas cortesanas celebradas en Versailles. Las francesas seducen gracias a la manera en la que piden y saborean la comida, a la astuta complicidad consistente en robar un bocado del plato del otro u ofreciéndole un bocado especialmente selecto a su amante. Y al igual que cierta formalidad en la mesa puede aumentar el efecto mental causado por la comida, tanto el escenario como la presentación y el ambiente intensifican el placer de compartir una cena. Un plato sorpresa o una cena fuera de casa no planeada de antemano pueden despertar mayor curiosidad que la más maravillosa de las cenas rutinarias. Siempre recomiendo incorporar una botella de champagne para rematar la faena. Los franceses dan un gran valor al sex appeal que significa comer. Quizá por eso haya tantos incentivos eróticos relacionados con la comida. Me crié oyendo el repertorio completo de las expresiones cariñosas relacionadas con lo comestible: *mon petit canard* (mi pequeño pato), *mon chou* (col), *ma tourterelle* (paloma), *ma caille* (perdiz)...

UNE AMOUREUSE RIGOLOTE

(UN DIVERTIMENTO AMOROSO)

El sexo en sí mismo es un remedio antiedad sin efectos secundarios. Ofrece beneficios cardiovasculares y aumenta la secreción de hormonas que disminuyen el estrés y mejoran el estado de ánimo. Estar de buen humor es imprescindible para disfrutar correctamente de todos los placeres de la vida. Un estado de ánimo adecuado es esencial para sentirse satisfecho y reduce el impulso de cometer excesos. Pero incluso mejor que el sexo es estar enamorado. En Tahití, Gauguin creó una talla en madera que tituló *Soyez Amoureuse pour être Heureuse* (para ser feliz has de estar enamorada). No es una mala receta.

A lo mejor eso te suena a esas recomendaciones sencillas, como "come correctamente y haz ejercicio", etc. Sin embargo, conozco a muchas mujeres que no se toman el amor como un placer. Uno puede dedicarse a las relaciones amorosas y al matrimonio con la misma determinación implacable que algunos dedican a sus carreras profesionales. (Incluso hay un libro de reciente publicación que recomienda hacer un máster en relaciones empresariales para encontrar marido.) El amor no es una ciencia sino un arte, equivalente al arte del buen comer. Para que una relación proporcione la mayor recompensa posible, requiere cierto refinamiento.

En el amor se combina la versatilidad con la constancia, lo rígido con lo flexible, el glamour con el placer del confort: contrastes y sorpresas que hacen que el amor y también la comida sigan siendo interesantes. Ello significa favorecer la calidad por encima de la cantidad. El amor verdadero supone el conocimiento del otro, y llegar a conocer a alguien a fondo lleva mucho tiempo, a menudo toda una vida. Quizá por eso las francesas tienen más talento que nadie para conservar la chispa y el misterio, incluso tras diez, veinte o más años de vida en común. Vale la pena invertir dinero y esfuerzo en ello. Siempre recuerdo un poema de Louis Aragon, quizá mi poema de amor predilecto:

"Il n'y a pas d'amour hereux / Mais c'est notre amour á tous deux", que significa aproximadamente "No hay un amor feliz / Pero es el que compartimos".

Nada fomenta tanto la espontaneidad continuada del amor como la risa. Las francesas sueñan con encontrar *un amour rigolo* (un amor divertido, que nos haga reír). El viejo dicho de que la risa nos mantiene jóvenes tiene una base empírica: un niño de cuatro años ríe unas quinientas veces al día, mientras que un adulto medio sólo ríe unas quince. Si ésa es tu idea de hacerte adulta, olvídala. Las francesas saben intuitivamente que uno no ríe porque es feliz, sino que uno es feliz porque ríe. Reír es un placer tanto físico como psíquico, es relajante, estimulante, liberador y sensual. Es una reacción agradable a las emociones que las realza. La acción física de reír estimula la secreción de hormonas que mejoran el estado de ánimo; también es un tipo de ejercicio interno que mejora la circulación de la sangre y además quema más calorías que estar sentada cabizbaja y meditabunda. La risa es como las setas silvestres: no están a la vista, has de encontrarlas, ya sea buscando lo inesperado o comportándote de manera completamente alocada (nosotros lo llamamos *dingue*) para que la aventura de vivir siga siendo una aventura. Tanto si se trata de una amistad como de una relación amorosa, no hay que quedarse sentada esperando que te diviertan. Toma la inciativa y concierta una cita con alguien de cuya compañía disfrutes. No dejes que una vida ajetreada o la comunicación electrónica se convierta en la excusa para un exceso de soledad: hacerte reír a tí misma es un talento, aunque poco común.

Hace años, la mamá de Edward —que por suerte me adora— sintió un gran alivio cuando éste finalmente se decidió a pedir mi mano. Pero supo que nos quedaríamos juntos cuando más adelante le preguntó cómo iban las cosas y Edward le dijo: "Me hace reír". De hecho, cuando comemos juntos durante las vacaciones, disfruto haciendo reír a toda su familia. Hemos reído mucho todos estos años, y cuando le pregunto: "¿Aún me quieres?", siempre contesta: "Sí, a condición de que me hagas reír". Y yo me aseguro de que sea así.

El doctor Milagro fue el primero que me dijo lo siguiente: *"Tout est une question d'attitude"* (Todo es una cuestión de actitud). Marçel Pagnol, el gran escritor provenzal, creía que Dios había otorgado el don de la risa a los humanos como consuelo por ser inteligentes. Yo prefiero creer que nos hizo inteligentes para que pudiéramos disfrutar de una buena carcajada.

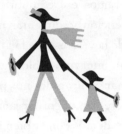

12

ETAPAS DE LA VIDA

Alcanzar y conservar el equilibrio no es producto de la herencia; es algo que cultivamos si vivimos siguiendo algunas reglas. Claro que la genética juega cierto papel, y no cabe duda de que alcanzar el equilibrio resulta más fácil para algunos. Pero el aspecto puede engañar: algunos pueden ocultar hábitos malsanos, como por ejemplo una modelo que sólo coma hamburguesas y pizza pero no engorde ni un gramo. Puede que de momento la genética proteja su intestino frente a este ataque —de momento— (aunque no de las miradas envidiosas). Pero es igualmente posible que dicha mujer sea menos saludable que otra que ha de prestar mucho más atención a lo que come, cómo se mueve, etc. La mayoría de las francesas que parecen mantener un equilibrio saludable deben esforzarse. Pero ese esfuerzo resulta mucho más fácil de realizar gracias a un condicionamiento y una práctica cultural sabios.

Para desgracia de todas las mujeres —véase "Vida, injusticia de la"— el esfuerzo que realizamos por mantener el equilibrio es diferente según la edad. Si dejamos de prestar atención a nuestro cuerpo perderemos ese equilibrio saludable. Pero no desesperes: prestar atención y aumentar nuestra capacidad de adaptación a lo largo de la vida es más fácil que hacer correcciones importantes tras un intervalo prolongado de desequilibrios. Estar alerta y reaccionar con rapidez nos permitirá disfrutar de una larga vida de placeres sin engordar jamás.

Aun así, ocurre. Podemos comer bien y permanecer activas durante años cuando de repente sucede algo inesperado. Esto es cierto para todo el mundo, pero especialmente para las mujeres, cuyo peso y silueta pueden sufrir cambios radicales debido a tres importantes acontecimientos fisiológicos y psicológicos, en los que las hormonas tienen un papel decisivo: la adolescencia, el embarazo y la menopausia. Los tres suponen una importante posibilidad de ganar peso y es mejor tenerlos en cuenta que comer primero y hacer preguntas después.

Pero empecemos por el principio.

DESDE EL NACIMIENTO HASTA LOS SIETE AÑOS

Aunque sería muy difícil confundir este libro con uno de cuidados infantiles, el sentido común nos dice que los hábitos adquiridos en la infancia son los más difíciles de erradicar. Aprovecha ese último instante cuando aún controlas lo que tu hijo come. Desarrollamos nuestro sentido de lo que es natural y reconfortante cuando somos niños y el adulto sigue intentando reconfortarse con las mismas cosas, pese a lo poco saludables que puedan ser. No es necesario leer la obra completa de Proust para descubrirlo. El mejor regalo que le puedes hacer a un niño es acostumbrarlo a que le guste lo que es bueno para él. Y en primer lugar, eso significa beber agua.

Evita que los niños se deshidraten. El período crítico son los dos primeros años, sobre todo los primeros seis meses. El cuerpo de un bebé está formado por entre un 65% y un 80% de agua (el de un adulto por un 60%). Si no bebe mucha agua, un bebé —sobre todo si está demasiado abrigado— puede deshidratarse en apenas tres horas, un problema sólo exacerbado por las habituales dolencias infantiles, como la diarrea y los vómitos. Cuando un bebé se niega a beber, duerme demasiado, está apático, tiene el cutis grisáceo o la respiración demasiado agitada, ha llegado la hora de comprar sales rehidratantes de administración oral en la farmacia. No dejes que las cosas lleguen a ese extremo. Asegúrate de que tu bebé esté bien hidratado. Lo normal es que la comida para bebés contenga mucha agua, pero el gusto por el agua sola no se desarrollará de manera natural si sólo le das jugos y leche. (Quizá la perniciosa preferencia por beber líquidos ricos en calorías en vez de agua empieza aquí.)

Comer bien es algo que hay que aprender desde muy temprano, pero como todo el mundo sabe, el paladar de un bebé está tan poco desarrollado como sus dientes. Evita empezar demasiado temprano con los sabores intensos: podrían provocarle una repugnancia posterior hacia ellos. No obstante, para cuando un niño ha cumplido los tres años, las mamás francesas empiezan a cultivar su paladar.

Los niños se ven sometidos a numerosas tentaciones alimenticias nocivas, sobre todo en Occidente, unos alimentos tratados con productos químicos para engañar a nuestro paladar y nuestro cuerpo, y convencerlos de que lo que comen es bueno y saludable. En cambio, lo que sí es beneficioso es engañar a un niño, como me engañaron a mí, para que coma lo que es bueno para él, hasta que llegue el momento en que pueda apreciarlo por sí mismo. Parece que los estadounidenses han dejado de hacerlo, a diferencia de hace cincuenta años; es como si creyeran que cualquier tipo de engaño mientras crían a un niño puede provocale un trauma. Eso son tonterías. No tiene nada de malo engañar a los niños para que aprendan a saber qué alimentos son buenos y de cuáles no hay que abusar. Dedica tiempo a desarrollar algunos juegos que lo vuelvan más fácil. Cuando era una niña, mi padre venía a almorzar a casa (al igual que la mayoría de los trabajadores y escolares de esa época) y jugábamos a *pèle la pomme*: pelar la manzana. A mi mamá no le gustaba la piel, así que mi padre se encargaba de pelarlas y nosotros observábamos su maravillosa destreza mientras comentábamos los acontecimientos de la mañana.

Habría que enseñar nutrición en la escuela, pero no suele ser así, y después puede resultar más difícil cambiar los hábitos adquiridos gracias a los supermercados, las cadenas de comida rápida y prácticamente todo lo que se anuncia en la televisión; en su mayoría, lo que se promociona no son alimentos saludables sino productos supuestamente comestibles, un término que utilizo con conocimiento de causa. Muy pocos venden alimentos buenos y naturales. Cuando estudiaba en Weston, Massachusetts, los platos congelados provocaban mi asombro. Hoy en día, muchos incluso afirman que son "opciones saludables". Una comida que se puede envasar, congelar y descongelar nunca debería resultarte apetecible... y tampoco a tus hijos.

En Francia, donde la globalización recién ha empezado a precipitar una oleada de obesidad, antes absolutamente inimaginable entre los niños pequeños, se ha puesto en práctica un programa escolar de concienciación nutricional a escala nacional (un gobierno fuerte a veces puede resultar útil). También ayuda el hecho de que la televisión no ofrezca tanta variedad y que juegue un papel mucho menor en la vida de un niño francés medio, ahorrándole los alrededor de diez mil anuncios de alimentos que un niño estadounidense medio ve anualmente. Ver comida en la tele hace que pienses en comer, que segregues jugos gástricos, provoca la liberación de insulina, reduce el azúcar en sangre y estimula el ansia de comer. Es "pornografía gastronómica".

Éstas son algunas reglas básicas que tus hijos te agradecerán cuando se conviertan en adultos que no son gordos:

- Acostúmbralos a beber agua pura (ni jugos, ni bebidas "de frutas" o refrescos) para apagar la sed. Como en los adultos, la sed no es un buen indicador para una hidratación adecuada y sólo se dispara cuando el depósito está casi vacío. Los niños deben aprender a prestar atención a su orina: si no es de color pálido y transparente, necesitan más agua.

- La infancia es el momento idóneo para que aprendan el significado de comer tres veces al día y en raciones sensatas: los ojos de una niña hambrienta pueden ser más grandes que su estómago, como decimos nosotros. Algunos niños aborrecen comer a primera hora de la mañana, pero los franceses coinciden con la mayoría de los expertos cuando afirman que la atención en el aula y el aprendizaje mejoran mucho con un buen desayuno. Procura que tus hijos coman a intervalos regulares: así reducirás el peligro de que tomen tentempiés, que generalmente significa consumir comida basura si la decisión es de ellos.

* Enséñales a comer de manera civilizada dándoles buen ejemplo. Si no quieres que coman delante del televisor, evita hacerlo tú. La cena es un ritual; la conversación en la mesa es un arte... incluso si supone jugar a *mange ta soupe*, como hacía Yvette, nuestra *nounou*.

* Proporciónales la mayor variedad posible de verduras y frutas para que descubran lo buenas que pueden ser las de temporada. Así, la fruta y la verdura insulsa jamás los seducirán.

* Aprende a hacer uso de las recompensas. La vieja costumbre de recompensar a los niños —o a los adultos— que comen bien no tiene nada de malo. Pero nunca los recompenses con comida basura. Y procura que se acostumbren a no comer demasiado dulce. Un postre no tiene por qué ser super dulce para funcionar como recompensa. Intenta servirles una *tarte aux fruits*. La mayoría de los cereales para niños contienen más azúcar que la repostería francesa; evítalos. (Me pregunto cuántos niños que toman fármacos que modifican la conducta sólo son unos adictos al azúcar.)

* No te abastezcas de comidas poco saludables por comodidad, pero siempre has de tener algo que sirva de tentempié. A los niños les encantan las mandarinas y las uvas. ¿Sabías que el hinojo crudo es un excelente tentempié?

- Comparte la preparación de la comida con ellos: que aprendan a mirar, oler y saborear los ingredientes, porque lo que haces en la cocina no debería suponer un misterio para ellos. Llévalos a los mercados, huertos y granjas donde puedan recoger fruta.

- No seas una mamá permisiva. La mayoría de los estadounidenses temen que sus hijos no los quieran. Los franceses crían a sus niños de manera más tradicional y aceptan que la estructura y las prohibiciones pueden beneficiarlos.

- Haz que entren en movimiento. Aparte de los que practican deporte o forman parte de un equipo, el único esfuerzo físico realizado por muchos niños estadounidenses es virtual, ya que se limitan a jugar con una Playstation, que es bueno para la coordinación ocular pero no sustituye el auténtico ejercicio. Los niños tienen mucha más energía que los adultos; si no la usan, pueden tener problemas emocionales, e incluso comer en exceso. En Europa se ven niños jugando al aire libre hasta la hora de cenar... como solían hacerlo en Estados Unidos en los días anteriores a la epidemia de obesidad.

- Recuerda que los niños imitan a sus padres, así que si quieres que gocen de bienestar, practica buenos modales y buenas costumbres. Y no olvides que la prevención empieza en la niñez.

DE LOS SIETE A LOS DIECISIETE AÑOS

Durante este período de conformación ósea lo más importante es consumir suficiente calcio. Ten presente que muchas chicas creen que los productos lácteos engordan. Eso es un gran error.

Hay que comer yogur y queso de manera regular. Y ahora también es el momento en el que las chicas aprenden a tomarle gusto al café y los refrescos, al azúcar y la cafeína, de modo que has de fomentar la moderación.

Éstas son algunas otras "reglas" y sugerencias para los años de formación, cuando por primera vez en la vida el peso puede convertirse en un problema:

- Hoy en día, algunas adolescentes se sienten atraídas por el vegeterianismo, que supone tanto ventajas como inconvenientes. No hay que desalentarlo, a condición de consumir proteínas, sobre todo lácteas. Pero si a tus hijos les gusta la carne, como a la mayoría de los chicos franceses, éste es un buen momento para establecer el principio de que uno sólo ha de comer carne dos o tres veces a la semana. Enséñales a disfrutar de los mariscos preparados de diversas formas. Hoy hay muchos chicos a los que les gusta el sushi, que cuando yo era pequeña no era una opción.
- Empieza por enseñarles a preparar platos sencillos. Cuanto antes lo hagas, mejor. Establecer un vínculo con la preparación de la comida es el método empleado por las francesas para comer de manera saludable. Y también es importante enseñarles a lavar los platos.
- Moverse. No confíes en los programas atléticos escolares como único método para que tus hijos hagan ejercicio. La mitad del tiempo de la clase de gimnasia puede estar dedicada a vestirse y pasar lista. Si tu hijo es un atleta, estupendo; pero si no lo es, quedarse sentado hasta la hora de cenar no es una opción. Las tareas del hogar, el trabajo voluntario y numerosas otras actividades forman el carác-

ter y hacen que consumamos calorías. Tu hogar no ha de ser un hotel para tus hijos; oblígalos a ordenar su habitación y a colaborar en la casa.

• Éste es el momento de aprender a respetar nuestro oro líquido. Te resultará más fácil convencerlos de que beban ocho a diez vasos de agua diarios si les explicas que ayuda a controlar el peso y mantener el cutis libre de impurezas. Y necesitarán beber aún más si comen tentempiés salados. También recomiendo que los padres sean los primeros en servirles alcohol a los niños (vino diluido con agua, de preferencia) y enseñarles a beber con moderación, porque se trata de un producto con el que no deberían familiarizarse a tus espaldas.

Por regla general, los niños cuyos cuerpos aún se están desarrollando han de comer un poco de todo. Para una buena nutrición, los niños y los adolescentes deberían comer unos veinte alimentos diferentes al día. Bien: hemos de hacer cuanto podamos. Si la carne o el pescado suponen un problema, existen diversas maneras de "engañar" a un chico receloso, desde servirle ternera rellena de ciruelas pasas o escalopines de pavo hasta ocultar verduras en una tortilla y servir el pescado rebozado con harina y huevo, frito en una sartén antiadherente. De vez en cuando has de hacer algún pacto. Los miércoles, mi mamá a menudo preparaba *biftek de cheval* (carne de caballo); yo lo aborrecía en gran parte por motivos sentimentales, aunque la carne era bastante sabrosa. Después siempre había un pequeño postre sorpresa. Así que me comía la carne de caballo.

El aumento de grasa corporal que suele acompañar la adolescencia generalmente aparece a mitad del período entre los siete y los diecisiete años. Es el momento adecuado para que cada jovencita, tanto si es francesa como si no lo es, obtenga el consejo del médico de cabecera o incluso de un ginecólogo. Los profesionales gozan de una mayor credibilidad para confirmar que un ligero aumento de peso es natural y sano. Un funcionamiento correcto de la menstruación depende de las reservas de grasa. La pubertad a menudo se retrasa en el caso de las chicas muy delgadas; en las más rellenitas, puede adelantarse. Pero si se producen problemas con el peso, la mejor manera de contrarrestarlos es aplicar el sistema de las tres comidas diarias. En ese momento es la manera más adecuada de garantizar su bienestar físico y mental. Las chicas que han sido programadas con las reglas de oro de la nutrición correcta serán más capaces de arreglárselas por su cuenta cuando abandonen el nido.

DE LOS DIECISIETE A LOS TREINTA Y CINCO AÑOS

Para muchas mujeres, los veinte años parecen una época de posibilidades infinitas, aunque retrospectivamente una mujer siempre idealizará la de los treinta. Inevitablemente, la transición de los últimos años de la adolescencia a los primeros de la veintena es dura, como lo fue para mí: la universidad, iniciar una carrera o incluso formar una familia. Este estrés considerable se produce justo cuando ya hemos agotado la paciencia de todo el mundo con nuestras angustias adolescentes. He conocido innumerables veinteañeras con problemas de sobrepeso porque todavía no habían aprendido a comer, beber y moverse como adultas. Resulta especialmente doloroso ver cómo se dejan engañar por dietas poco adecuadas: algo que su fe en la tecnología, común entre la juventud actual, parece volverlas especialmente vulnerables. Una pequeña dosis de conceptos científicos imprecisos es algo muy peligroso. También tienden a querer resultados calculados para coincidir con eventos sociales, que abundan en el caso del segmento de solteros de la población. Así que la idea de perder cinco kilos en dos semanas resulta extremadamente seductora. Y para empeorar las cosas si cabe, la mayoría no ha aprendido a cocinar. Si se tratara de tu caso, te recomiendo el Top Ten de las francesas: un mes de inventario nutricional, la Sopa Mágica de Puerros, la reestructuración a corto y largo plazo. Éste es el momento de tomarse las cosas en serio y olvidarse de lo infantil.

La libertad disfrutada por la mayoría durante el período que va de los diecisiete a los treinta y cinco también puede provocar excesos aparentemente adultos: comidas ricas en grasas en restaurantes (destinadas a los rituales del trabajo y del noviazgo), y sobre todo un consumo excesivo de alcohol en el caso de las no supervisadas y que acaban de obtener el permiso legal para consumirlo. En este segmento de la población, la mayor parte de los excesos relacionados con la comida ocurren después de las ocho de la noche, cuando has de estar más *en garde*. Es importante que desarrolles "chupetes" para apaciguar el hambre, destinados a esos momentos anteriores al almuerzo y a la cena, y justo antes de acostarse.

La masa muscular y la densidad ósea deberían haber alcanzado su grado máximo. Pero irónicamente, éste es el período en el que la mayoría de nosotras adopta un estilo de vida sedentario y destructivo, fomentado por el hecho de que un número cada vez mayor de empleos supone estar sentadas ante un escritorio durante todo el día por primera vez en la vida. Aquí puede resultar práctica la costumbre de moverse, el principio de *faire les cent pas*, aunque la joven que habita en nuestro interior aún quiere redimir sus pecados mediante maratonianas sesiones en el Step. Finalmente, eso se vuelve demasiado aburrido o agotador, y el precario equilibrio alcanzado se derrumba. Cuanto antes aprendas que el enfoque de las francesas consiste en avances progresivos, tanto más fácil y placentero será el resto de tu vida. Procura que el tiempo dedicado al ejercicio sea un divertimento; intenta descubrir actividades y esfuerzos físicos que te entretengan, sobre todo si puedes realizarlos con amigos. Hay miles de puntos medios en la ruta entre el triatlón y el sofá. Durante estos años, es absolutamente imprescindible caminar al menos treinta minutos diarios. La natación y el yoga también son estupendos, si eso es lo que te gusta. Pero en todo caso, no has de abandonar la atención al tono muscular y a la flexibilidad hasta la siguiente etapa, cuando serán mucho más difíciles de recuperar. ¡Y lo mismo vale para el metabolismo, que puede empezar a cambiar de manera natural a partir de los veinticinco años!

Las embarazadas acumulan grasa de manera natural y ello suele ocurrir durante los primeros meses, con el fin de aumentar las reservas del cuerpo para poder amamantar. El peligro de sufrir problemas de sobrepeso después del parto es mucho mayor si pesas algunos kilos de más antes de quedar embarazada. Así que antes de empezar a administrar un equilibrio destinado a dos personas, es una buena idea organizar el tuyo propio. No recurras a la teoría de la inevitabilidad: "¿Para qué? Total, dentro de tres meses estaré hecha una vaca."

Dar de mamar es bueno para el bebé, pero también para la mamá, puesto que las reservas de grasa cumplen con su cometido de producir leche. Amamantar durante un mes puede ser maravilloso para recuperar la silueta, sobre todo por debajo de la cintura, y hace que disminuyan lo que denominamos *culottes de cheval* ("sillas de montar"), que las francesas tienen verdadera obsesión por eliminar. El esfuerzo físico que supone la maternidad puede ser de gran ayuda si lo administras de manera sensata.

Éstas son algunas reglas a las que atenerte en cuanto controles tu propio destino, sola o en compañía de otros:

- Evita convertirte pasivamente en una escultura de Botero: reacciona. Un poco de iniciativa y disciplina pueden tener grandes efectos. Ahora que ejerces como una adulta por primera vez, asegúrate de elegir opciones adultas. Las reglas que quiebras ya no son las maternas, y ya no se trata sólo de que no te descubran.

- En estos años, el progreso profesional, el matrimonio y la maternidad pueden ser factores de estrés. Tarde o temprano cometerás errores, dudarás y sufrirás fracasos. La mejor defensa consiste en aprender a saborear *les petits bonheurs*: todas las pequeñas cosas que convierten cada día en un milagro; pueden ser la salida del sol camino del trabajo, un arbusto en flor o la sonrisa inesperada de un desconocido. Al enfrentarte a los desafíos, procura ser el amo y no el esclavo: las opciones y los riesgos están interrelacionados; todos los caminos que conducen al éxito dependen de ti. No dejes de soñar intensamente (muchas de nosotras dejamos de hacerlo en esta etapa), pero también procura aprovechar cada día. Tu aprendizaje en esta etapa creará el marco para el resto de tu vida.

- Cada vez habrá más cosas que te fatiguen y te causen tensión; combátelas con actividades físicas, no con cócteles. Descubre nuevas maneras de moverte, como el yoga, el baile, el tenis o cualquier actividad que te guste, pero no dejes de caminar y subir escaleras.

- Rayos UVA, ¡NO! Gafas de sol y filtros solares, ¡SÍ! Piensa en el futuro: mejor pálida hoy que recurrir al botox mañana.

- Tu metabolismo nunca estará tan activo como en este momento: disfrútalo y atrévete a probar alimentos nuevos, pero no dejes de consumir fruta y verdura fresca de temporada.

- Empieza a prestar atención a los ingredientes y a lo que comes. Aunque no pienses convertirte en chef, las clases de cocina pueden ser divertidas y mejorar tu relación con la comida.

DE LOS TREINTA Y CINCO A LOS CINCUENTA Y CINCO AÑOS

"No más vieja sino más sabia" como dice el refrán, se limita a ser un consuelo para quienes esperan que lo sea. En cambio las francesas están en su mejor momento y estamos convencidas de ello. Y tú también puedes estarlo. Si hasta ese momento has cultivado tu bienestar, estarás preparada para sacar el máximo provecho de la experiencia y la conciencia de tus placeres, incluidos la comida y el sexo. Pero también debes saber que al mismo tiempo hay temas que amenazan el equilibrio conseguido tras grandes esfuerzos, incluido una mayor responsabilidad en el trabajo y la familia. Podría ser el momento en que debes ocuparte tanto de tus padres como de tus hijos: una exigencia considerable. En gran parte, nuestro "tiempo libre" se ha esfumado.

Y lo que es aún peor, nos enfrentamos a un declive rápido de nuestro metabolismo. Las francesas comprenden que se trata tanto del apogeo como de la crisis, y la gran mayoría no se rinde. Ahora que la aparente impunidad de la juventud te ha sido denegada, te enfrentas al momento en que la ausencia de un auténtico compromiso con una manera saludable de comer y vivir empieza a notarse. No es tiempo para dietas milagrosas. Aunque pierdas peso, aumentarán tus arrugas y parecerás más demacrada, a medida que los tejidos se aflojen debido a la rápida pérdida de agua. Dormir resulta más atractivo que nunca. ¿Recuerdas cuando podías permanecer despierta toda la noche y sin embargo ir a trabajar con buen aspecto? Pues di adiós a todo eso. En esta etapa, la falta de sueño deja su impronta y se convierte en un factor importante en el aumento de peso. Limítate a aceptar que los días en que podías pasar la noche sin dormir han pasado. A partir de los treinta y cinco, piensa en términos de la "regla del siete". De aquí en adelante, cada siete años tu cuerpo está cambiando hasta tal punto que requiere un inventario y una puesta a punto de tus hábitos. No esperes hasta que lleguen los cumpleaños de números redondos, que a menudo pueden provocar parálisis y traumas en un momento en que todos te están observando. A los treinta y cinco años, el metabolismo empieza a funcionar más lentamente y ya no puedes comer como a los veinte; lo típico es que media libra de músculo se conviertan en media libra de grasa anuales. A los cuarenta y dos, los niveles hormonales empiezan a reducirse hasta la llegada de la menopausia, alrededor de los cincuenta, cuando también se inicia una considerable pérdida de densidad ósea. Por este motivo, las francesas que se han pasado la vida caminando empiezan a hacer ejercicios con pesas. Hacer ejercicios de resistencia es el método más seguro para invertir el intercambio de músculo por grasa, que es lo que más diferencia a las veinteañeras de las mayores. También retrasa la pérdida ósea y la ralentización del metabolismo (recuerda que los músculos consumen más calorías que otros tejidos, incluso cuando no se mueven). Pero no has de exagerar, como desgraciadamente hizo Colette. Empieza con mancuernas de 3 a 5 libras de peso y haz movimientos lentos y controlados. El tono muscular se consigue con repeticiones lentas y controladas. Tus músculos sólo aumentarán de volumen si usas mancuernas mucho más pesadas. Si descubres que disfrutas yendo al gimnasio y utilizas mancuernas de poco peso (que no son peligrosas sea cual sea la velocidad del ejercicio), sigues caminando y aumentando tus pequeños esfuerzos, puedes tomar un par de clases con un entrenador personal. Como aborrezco los gimnasios, no puedo aconsejarte respecto de los aparatos cada vez más complicados que éstos ofrecen: parecen sistemas de armas. Fortalece el tronco haciendo ejercicio con las mancuernas y no olvides hacer abdominales todas las mañanas. Y en cuanto a las piernas, sólo puedo decirte una palabra: escaleras.

No hay que subestimar el profundo impacto psicológico y emocional de estos años, sobre todo si incluye el trauma muy común del divorcio o la pérdida de los padres. También es una etapa en la que inevitablemente pensamos en nuestra propia muerte. Tienes dos opciones para superarla: ponerte melancólica o dedicarte a cultivar tus placeres. (No hace falta decirte por cuál optan las francesas.) Además, como a estas alturas ya has experimentado muchas cosas, sabes mejor que nunca qué te gusta y qué no. Y si has disfrutado de la vida, sabrás apreciar las pequeñas cosas. Pero no puedes hacer caso omiso de los aspectos negativos: las exigencias, o los reveses de la fortuna, que pueden causarte sufrimiento. No permitas que ocurra. Si no eres capaz de definir tus placeres, es probable que hayas renunciado a demasiados. Es hora de empezar a cultivarlos.

En mi caso, estos años supusieron trabar conocimiento con nuevos tipos de alimentos. Ahora me encanta la soja tostada de textura crujiente y sabor a nuez. También he reducido el tamaño de las raciones y la frecuencia con la que consumo ciertos "alimentos delictivos". En vez de comer chocolate todos los días, sólo lo como unas tres veces a la semana, y también he reducido el consumo de carne roja. Pero si lo haces poco a poco, prácticamente no lo notarás. Y durante estos años, también subo y bajo los quince tramos de escaleras algunas veces a la semana, además de mis paseos programados. Esos veinte minutos diarios han sido fundamentales para no perder terreno.

El doctor Milagro dijo que si a los veinte tienes un aspecto saludable, ése es aproximadamente el peso que has de mantener durante el resto de tu vida.

Éstas son las reglas básicas para convertir ese objetivo perfectamente razonable en una realidad:

- Aumenta la proporción de fruta y verdura en comparación con otros alimentos, sobre todo los grasos y dulces, que de todos modos deberías reducir si sueles consumirlos con frecuencia. Podrás equilibrar la afición por los dulces si lo haces poco a poco. Practica el "menos es más" decididamente, evitando consumir calorías innecesarias y reservándolas para los auténticos placeres. Disfrútalos dedicándoles atención.

- Intenta prestar mayor atención a los ritmos de tu vida, diarios, semanales y mensuales. Concéntrate mentalmente en tus movimientos. La conciencia reduce el estrés y fomenta la sensación de bienestar. Controla tu respiración.
- Siempre has de tener una botella de agua a mano. Bebe al menos dos litros diarios.
- Empieza a tomar un complejo multivitamínico con las comidas.
- Aprende a decir que no, con vistas a decir que sí a otras cosas.
- Incluye pequeños periodos de descanso en tu quehacer cotidiano. (Yo solía asistir a cenas y fiestas directamente después del trabajo; ahora primero voy a casa, tomo una ducha y medito durante unos minutos. Resultado: me enfrento a la velada con energías renovadas.) Tómate un descanso sentada ante el escritorio: cierra los ojos y controla la respiración.
- Procura interesarte por cosas nuevas: tu vida se enriquecerá. Hay demasiadas mujeres que confían en sus aficiones de juventud para ayudarles a sobrellevar la mediana edad. Lo que ayer fue novedoso hoy quizá se convierta en rutinario. Entre las actividades que podrías realizar, hay muy pocas que te estén vedadas por la edad. La curiosidad y el estar abierto al placer no es un privilegio exclusivo de los jóvenes.
- Tu piel se volverá más seca y perderá parte de su elasticidad, pero no necesitas hacerte la cirugía ni someterte a una terapia regeneradora. Lo que sí necesitas es mucha crema hidratante y un poco de filtro solar, incluso los días nublados. Muchas francesas, yo misma, llevan gafas de sol

cada vez que salen a la calle. Evita la formación de pequeñas arrugas y aumenta nuestro misterio.

DE LOS CINCUENTA Y CINCO A LOS SETENTA Y SIETE AÑOS... Y MÁS

Gracias al aumento de la expectativa de vida, esta etapa que
hace sólo unas décadas se consideraba como la vejez, para
muchas personas hoy es la más vital. Durante estos años el bienestar, aunque no es raro, es más frágil, cuando los problemas
de salud —que podrían no afectar a una mujer más joven—
pueden tener efectos mucho más graves. Por este motivo,
mimarse es importante. Has de poner en práctica el aspecto
positivo del "egoísmo", que no significa convertirte en una ego-
céntrica sino prestar una atención más precisa y serena a las
necesidades, el confort y las limitaciones actuales de tu cuerpo.
Después de cumplir los cincuenta, la mayoría de las mujeres
tienen la suerte de saber qué es lo que realmente les importa. Es
un periodo de la vida en el que nos centramos en lo importante,
mejoramos nuestras vidas simplificándolas y renunciamos a lo
que debemos renunciar. De alguna manera es cuando aprende-
mos a decir que no, y no por espíritu de sacrificio sino por sen-
satez. En este momento, la cabeza es el mejor aliado del
bienestar. Tómatelo con calma. Eso no significa que te pases el
resto de la vida en chándal. Ahora es el momento de ser *soignée*
(elegante y bien arreglada), y no *negligée*, ir de cualquier
manera.

Es una época de la vida que puede proporcionar muchos
placeres, pero envejecer con elegancia supone hacer algunas

renuncias sensatas. En una sociedad obsesionada por la juventud no siempre resulta fácil y exigirá la puesta en práctica de todos los recursos que hayas sido capaz de desarrollar. Envejecer puede significar una crisis para cualquier mujer, pero las que lo hacen bien son las que acaban por aceptarlo como algo natural. Lamentarse por la juventud perdida también es perfectamente natural, pero algunos se lamentan durante demasiado tiempo. Si aceptas la realidad, tu recompensa será comprender que la vida puede seguir siendo maravillosa.

Una mente bien templada es la que nos salva de pensar excesivamente en el pasado (arrepentimiento y pérdida) o el futuro (que ya no es ilimitado). Los mismos ejercicios mentales y respiratorios que usamos para comer de manera adecuada nos ayudan a concentrarnos en el momento y a vivir de manera cabal. Estos años deben vivirse día a día. Cada día supone un plus. Aceptar nuestra edad y el tiempo que nos queda tiene sus ventajas: una sabia renuncia a despilfarrar los pequeños instantes de felicidad (pocas veces apreciados por los jóvenes), la serenidad que acompaña la tolerancia, un resentimiento menor y una paciencia mayor frente a la vida. Si logras hacerlo correctamente, el tiempo (que quizá parezca un enemigo) estará a tu favor.

Desde un punto de vista físico, lo peor es tratar de ser *une vielle quie veut faire jeune* (una vieja que intenta parecer una jovencita): llevar minifalda, bikini o maquillarse en exceso. También ocurre en Francia, donde a veces las mujeres bien conservadas sucumben a esa tentación. Pero una mujer de setenta años que se pone un short para ir al mercado no tiene nada de atractivo, por bonitas que sean sus piernas. Cuanto más difícil resulta ocultar la edad, tanto más imprescindible es la modestia. Llegada a ese punto, la mejor estrategia es la naturalidad. La cirugía y el colorete sugieren que una no se encuentra *bien dans sa peau* que, como decimos nosotras, es la esencia del misterio de las francesas. Los franceses reconocen —y con razón— que *une femme d'un certain âge* (una mujer de cierta edad) tiene un misterio especial, una expresión con muchos significados que incluyen el respeto pero también el conocimiento de lo mundano y un toque de seducción. Para nuestros medios de comunicación no supone ningún problema proyectar el atractivo sexual de Catherine Deneuve o Charlotte Rampling. En este aspecto, la diferencia entre Francia y Estados Unidos es asombrosa. En Europa es natural que los hombres encuentren atractivas a las mujeres de esas edades, incluso sexualmente atractivas, y a menudo los ves volviendo la cabeza para observar cómo alguna entra en un restaurante. Si come a solas, tienden a coquetear con ella, no a tenerle lástima. Eso resulta inconcebible en Nueva York, donde establecer un contacto visual parece haber sufrido el mismo destino que fumar.

Si estás atenta, el hecho de envejecer parece ofrecer sus propias y sensatas instrucciones. Pero has de tener en cuenta ciertos ajustes:

- Si durante toda la vida practicaste alguna clase de ejercicio físico rutinario, estarás en mejor forma para continuar haciéndolo. Pero si no lo has hecho, nunca es demasiado tarde para empezar. Y el pequeño paseo, que cuando eras más joven quizá te pareció una mejora trivial, puede convertirse en un ritual positivo, un logro cotidiano.

- Vuelve a examinar los alimentos que consumes y aumenta la ingesta de fruta y verdura, sobre todo frutos rojos, al menos dos veces al día cuando están en temporada. Procura no comer carne más de una vez a la semana y pescado dos veces a la semana; no comas más de un huevo al día; toma lentejas, verduras de hoja verde y ensaladas, papas (evita el puré y las fritas), arroz integral y, *bien sûr*, claro, una o dos copas de vino diarias. No olvides comer yogur.

- Las comidas y las raciones tienden a reducirse de manera automática, y a medida que el cuerpo envejece quedamos saciadas más rápidamente. A veces el problema no consiste en comer en exceso, sino demasiado poco y sufrir carencias. Al comer carne o pescado, de 4 a 6 onzas (120 y 180 gramos) serán suficientes para una buena alimentación, e incluso bastará con 3 onzas (90 gramos). Utiliza tu pequeña balanza para volver a calibrar el tamaño de las raciones. Incorporar el *goûter* (merienda) de la tarde es una buena idea. Una tarta sencilla es una buena fuente de proteínas y calcio. De hecho, podrías superar a los franceses y tomar cinco comidas no muy abundantes en vez de tres comidas normales. Las papilas gustativas pierden sensibilidad con los años, porque las personas mayores se aburren más rápidamente de la comida. Es más sensato comer raciones más pequeñas que esforzarse por ingerir una dieta más apta para una mujer joven, como ocurre a veces.

- Presta atención a tu digestión. Los postres ricos en grasa quizá ya no te sienten tan bien como antes. Resérvalos para las ocasiones especiales y toma pequeñas porciones.

- Hidrata tu piel por la mañana y por la noche. No olvides las manos: aplica crema hidratante cada vez que las lavas. (La tradicional Loción de Vaselina de Cuidado Intensivo será suficiente. Las cremas escandalosamente caras con ingredientes creados con ingeniería genética son innecesarias.) He aquí otro notable cambio terapéutico: añade una cucharada de aceite de nuez a tu dieta cotidiana. La investigación sugiere que puede ser beneficioso para el humor, la circulación y el ritmo cardíaco; además, es un antiinflamatorio. Este dato habría interesado a mis familiares provenzales, que consideraban que el aceite de nuez era una poción mágica. A menudo preparaban ensaladas con aceite de nuez o de avellana, pero en pequeñas cantidades (son caros). Y en caso de que no los hayas probado, ambos tienen un sabor nuevo y maravilloso.

- ¡Agua, agua y más agua! Sé que me pongo pesada, pero a los ochenta años la hidratación es una cuestión de vida o muerte. Cuando mi mamá cumplió los noventa, su médico —que por desgracia no era el doctor Milagro pero pertenecía a la misma escuela— me dijo que a esa edad, los dos mayores peligros pueden ser la deshidratación y la pérdida repentina de peso.

- *"Je n'ai pas soif"* ("no tengo sed") es algo que los ancianos suelen repetir, pero ateniéndose a sus instrucciones, mi mamá bebía un vaso de agua cada tres horas.

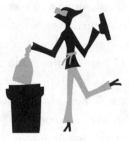

12 *bis*

UN PLAN DE VIDA

Hace poco, Leslie, una amiga neoyorkina a quien le encanta visitar París, cenó conmigo en un magnífico restaurante de la rue des Grands-Augustins, junto al Sena. Mientras picoteaba su comida sin dejar de mirar como yo comía todo lo que tenía en el plato, me contó lo que le había ocurrido ese mediodía, durante el almuerzo. Ella y otra amiga estadounidense habían ido de compras en el elegante Faubourg St. Honoré hasta quedar exhaustas y se detuvieron para almorzar en un pequeño bistro de moda de la rue Matignon. En la mesa de al lado estaban dos mujeres típicamente parisinas muy bien vestidas. La amiga de Leslie dijo:

—Verás lo que ocurrirá —confiada en que las dos pedirían una ensalada de diversos tipos de lechuga y Evian (agua mineral), y que el resto del almuerzo consistiría en unos cuantos Gauloises.

El error de su amiga asombró a Leslie: las dos señoras, que por lo visto no eran fumadoras, pidieron aperitivo, un plato principal y vino. Pero las estadounidenses se quedaron boquiabiertas al ver que de postre las señoras francesas tomaban un plato de profiteroles mientras Leslie y su amiga pagaban la cuenta de su almuerzo que había consistido en un solo plato.

—Pues se deberá a la genética —dijo su amiga finalmente en tono malhumorado.

No, no se debe a la genética. Y puedes estar segura de que esas señoras francesas que disfrutaban intensamente de los placeres de una comida completa en un día muy bonito lo hacían del todo conscientes de que esa noche o al día siguiente lo compensarían de alguna forma. *C'est la vie*.

Con todos los respetos por Watson y Crick, la gran mayoría de personas tiene la capacidad de disfrutar de la comida y no engordar. De hecho, hay un número mucho menor de mujeres altas o delgadas por naturaleza en Francia que en California, Texas o Suecia. La auténtica razón por la cual las francesas no engordan no se debe a la genética sino a la cultura, y si los franceses se sometieran a los mismos extremos que los estadounidenses respecto de comer y hacer dieta, el problema de la obesidad en Francia sería mucho peor que el que ha afectado a Estados Unidos. Debido a nuestros cuerpos relativamente menudos, seríamos un país de gorditas rodando por los bulevares ¡y dado mi trabajo, yo las encabezaría!

· · ·

Existe una "paradoja francesa" que va mucho más allá de la capacidad de disfrutar del vino y del queso, y tener un corazón sano. En realidad, como con todas las paradojas, la contradicción se limita a ser una impresión que oculta una verdad perfectamente lógica. Las francesas no engordan porque no han permitido que las actitudes y las teorías modernas acerca de cómo el cuerpo aprovecha los alimentos invaliden siglos de experiencia. No ven ninguna contradicción en comer pan y chocolate, beber un poco de vino, etc., y seguir estando no sólo delgadas sino también sanas. Sin embargo, saben que cada una de nosotras es la vigilante de su propio equilibrio y, cuando éste se rompe, cada una debe idear su propio plan para corregirlo, basándose en sus preferencias personales. En general, los franceses evitan que un desequilibrio pasajero se descontrole. Los excesos suelen durar un par de días y pueden corregirse en un par de días más. Si programas tus placeres gastronómicos y sus compensaciones semanalmente, será difícil pasarte de la raya. Las estadounidenses que conozco tienden a sentirse derrotadas si cometen una falta:

"Y bueno, he roto la dieta, ahora da igual si sigo comiendo." Una falta lógica fundamental. Todos somos humanos; todos nos apartamos de la senda y después regresamos a ella. Las francesas también. Sencillamente saben enmendarse antes que las demás.

Algunas veces hasta las francesas ganan más peso de lo que puede compensarse mediante una semana de privaciones. Nosotras también pasamos por la pubertad, el embarazo y la menopausia, todas circunstancias que rompen el equilibrio. La diferencia consiste en cómo reaccionamos. La respuesta nunca es "hacer dieta" en el sentido estadounidense, sino más bien en pequeñas modificaciones realizadas regularmente a lo largo del tiempo. Así que cuando perdemos los kilos que nos sobran, el esfuerzo no sólo parece indoloro sino que es mucho más probable que los resultados sean duraderos. Si mis compatriotas estadounidenses pudieran adoptar aunque sólo fuese una fracción de la actitud francesa respecto de la comida y la vida (no te preocupes: no tendrás que adoptar su política), el control del peso dejaría de ser algo terrorífico y obsesivo, y se revelaría en su auténtica naturaleza, que es formar parte del arte de vivir.

Mentiría si no confesara que conozco a una o dos francesas que han sido gordas toda la vida. Yvonne, una íntima amiga de mi familia, disfrutaba comiendo y bebiendo vino más que ninguna otra persona que haya conocido jamás. ¡Qué excitante era compartir una comida con ella, algo que hice muchas veces antes de que muriera a los ochenta y cuatro, hace ya algunos años! Yvonne sabía que no era esbelta, pero su silueta no se debía a una falta de control. Sobre todo después de cumplir los ochenta, había aprendido a obtener un placer tan auténtico de la comida y la bebida que las compensaciones típicas no le merecían la pena. No es que engordara todo el tiempo, sino que había decidido situar su equilibrio en un punto más elevado que el de la mayoría de las mujeres, y todos los días de su vida le parecían maravillosos. Su silueta no era la habitual, pero su espíritu no podría haber sido más francés.

Al escribir este libro he echado mano de una estrategia francesa y no me disculpo por ello. Quería que fuera un ensayo, *bien sûr*, pero también repetitivo y variado. Intenté que las lectoras descubrieran poco a poco los motivos secretos por los cuales las francesas —con raras excepciones— no engordan. A diferencia de un libro de dietética, en el mío no aparecen gráficos en colores sino que da instrucciones precisas. Podrías leer *Madame Bovary* a toda velocidad, averiguando quiénes son los personajes, cuál es el argumento y dónde está ambientado, pero la única manera de comprender el significado de la novela es sumergirse en la narrativa y aceptar que quizá no comprendas todo la primera vez. Desarrollar un programa que te sirva durante toda la vida no es algo instantáneo. Modificar actitudes lleva mucho más tiempo, pero una vez modificadas, tienden a permanecer invariables.

Intentar resumir o reducir toda una filosofía a un conjunto de principios diferenciados resultaría contrario a la sensibilidad francesa. Cualquier auténtico plan de vida es más que la suma de sus partes. Pero yo también soy una estadounidense y, al ser presidenta de una empresa, tengo especial debilidad por los puntos destacados y los "power point". Además, ¿qué libro podría autodenominarse francés si como mínimo no coqueteara con la "deconstrucción" de uno mismo? Así que teniendo en cuenta lo poco fiables que son las generalizaciones, la estadounidense que habita en mi interior se siente obligada a observar lo siguiente:

- Las francesas tienen la costumbre de pensar en cosas exquisitas para comer. Las estadounidenses tienen la costumbre de preocuparse por los alimentos poco saludables.

- Las francesas comen raciones más pequeñas de más alimentos variados. Las estadounidenses comen raciones más grandes de lo mismo.

- Las francesas comen mucha verdura.
- Las francesas comen mucha fruta.
- Las francesas adoran el pan y no conciben una vida sin carbohidratos.
- Las francesas no comen nada "sin grasa", "sin azúcar" ni ninguna cosa desprovista artificialmente de su sabor natural. Optan por lo auténtico, pero con moderación.
- Las francesas adoran el chocolate, sobre todo el negro y ligeramente amargo.
- Las francesas aplican los cinco sentidos a la comida y logran que menos parezca más.
- Las francesas mantienen un equilibrio entre el consumo de comida, bebida y la realización de ejercicio.
- Las francesas se saltan el programa, pero siempre regresan a él, puesto que creen que sólo hay desvíos, pero nunca callejones sin salida.
- Las francesas no suelen pesarse, prefieren controlar su silueta con la vista y la ropa; (el "síndrome de la cremallera").
- Las francesas hacen tres comidas diarias.
- Las francesas no se pasan la vida tomando tentempiés.
- Las francesas siempre evitan sentirse hambrientas.
- Las francesas siempre evitan sentirse llenas.
- Las francesas entrenan sus papilas gustativas y las de sus hijos desde una edad muy temprana.
- Las francesas cumplen con los rituales a la hora de comer y nunca comen de pie o con prisa, ni tampoco delante del televisor.
- Las francesas no ven mucha televisión.

- Las francesas comen y sirven alimentos de temporada, por su sabor y su precio, y saben que disponibilidad no equivale a calidad.

- A las francesas les encanta descubrir nuevos sabores y siempre experimentan con hierbas y especias para que lo conocido parezca nuevo.

- Las francesas evitan someter los alimentos a temperaturas extremas y disfrutan comiendo frutas y verduras llenas de sabor, a temperatura ambiente, y también prefieren que el agua esté a esa temperatura.

- A las francesas les desagradan las bebidas fuertes.

- Las francesas beben vino de manera regular, pero sólo con las comidas y sólo una copa (o quizá dos).

- A las francesas les encanta el champagne, como aperitivo o con la comida, y no necesitan que la ocasión sea especial para descorchar una botella.

- Las francesas beben agua durante todo el día.

- Las francesas eligen sus propios lujos y compensaciones. Saben que las pequeñas cosas cuentan, tanto en la suma como en la resta y que de adultas, todas deben hacerse cargo de su propio equilibrio.

- Las francesas disfrutan yendo al mercado.

- Las francesas planean las comidas con antelación y las consideran desde el punto de vista de un menú (una lista de pequeños platos), incluso en el hogar.

- Las francesas consideran que cenar es tan sexy como cenar fuera.

- Las francesas adoran recibir a los amigos en casa.

- Las francesas dan una gran importancia a la presentación de la comida, porque les importa cómo contemplas los platos.
- Las francesas van a pie a todas partes, dentro de lo posible.
- Las francesas suben por las escaleras siempre que pueden.
- Las francesas se visten para sacar la basura (nunca se sabe).
- Las francesas son tercas y no siguen las tendencias masivas.
- Las francesas adoran la moda.
- Las francesas saben que un corte de pelo estupendo, una botella de champagne y un perfume divino dan mucho de sí.
- Las francesas saben que *l'amour fait maigrir* (el amor adelgaza).
- Las francesas evitan cualquier cosa que exige demasiado esfuerzo por un placer demasiado escaso.
- Las francesas adoran estar sentadas en un café y limitarse a disfrutar del momento.
- Las francesas adoran reírse.
- Las francesas comen por placer.
- Las francesas no hacen dietas.
- Las francesas no engordan.

Al final, lo único que realmente separa a las francesas de las estadounidenses es la inercia, porque no existe ningún truco o costumbre francesa que no puedas convertir en propia mediante un poco de sentido común y prestando atención a tus necesidades individuales, virtudes y defectos... y placeres.

Éste es el desafío más duro. Apunta todo lo que comes durante esta semana. No te digas a ti misma: "Lo recordaré, no necesito apuntarlo". La pasividad impedirá que emprendas tu camino. Si logras dar ese primer pasito que consiste en apuntar regularmente lo que comes y averiguar qué te estás metiendo en el cuerpo, descubrirás que ya estás en marcha.

Bon courage, bonne chance y bon appétit.

(Ánimo, suerte y que te aproveche.)

ÍNDICE
(las recetas están en negrita)